消化内镜疑难病例精粹

主　编	陆星华	中国医学科学院北京协和医院	教授
		北京消化内镜学会	主任委员
副主编	于中麟	首都医科大学附属北京友谊医院	教授
		北京消化内镜学会	名誉主任委员
	张齐联	北京大学第一附属医院	教授
		北京消化内镜学会	副主任委员
	于则利	首都医科大学附属北京同仁医院	教授
		北京消化内镜学会	委员兼秘书

北京大学医学出版社

XIAOHUA NEIJING YINAN BINGLI JINGCUI

图书在版编目（CIP）数据

消化内镜疑难病例精粹 / 陆星华主编. —北京：北京大学医学出版社，2008
ISBN 978-7-81116-616-3

Ⅰ. 消…　Ⅱ. 陆…　Ⅲ. 消化系统疾病－内窥镜－治疗学
Ⅳ. R570.5

中国版本图书馆 CIP 数据核字（2008）第 152088 号

消化内镜疑难病例精粹

主　　编： 陆星华
出版发行： 北京大学医学出版社（电话：010-82802230）
地　　址：（100191）北京市海淀区学院路 38 号　北京大学医学部院内
网　　址： http：//www.pumpress.com.cn
E-mail： booksale@bjmu.edu.cn
印　　刷： 北京佳信达欣艺术印刷有限公司
经　　销： 新华书店
责任编辑： 刘　燕　　**责任校对：** 杜　悦　　**责任印制：** 郭桂兰
开　　本： 889mm × 1194mm　1/32　**印张：** 5　**字数：** 141千字
版　　次： 2008 年 11 月第 1 版　2012 年 3 月第 2 次印刷
书　　号： ISBN 978-7-81116-616-3
定　　价： 48.00 元

编　委（以姓氏拼音为序）

蔡逢春	中国人民解放军总医院	副教授
樊艳华	中日友好医院	副教授
关玉盘	首都医科大学附属北京朝阳医院	教授
	北京消化内镜学会	委员
韩　英	北京军区总医院	教授
	北京消化内镜学会	委员
金　瑞	首都医科大学附属北京佑安医院	教授
	北京消化内镜学会	委员
金大庆	北京市平谷区医院	主任医师
	北京消化内镜学会	委员
蓝　宇	北京大学积水潭医院	教授
	北京消化内镜学会	委员
李　闻	中国人民解放军总医院	副教授
李　欣	中国人民解放军海军总医院	主治医师
李雅君	首都医科大学附属北京安贞医院	主任医师
	北京消化内镜学会	委员
令狐恩强	中国人民解放军总医院	教授
	北京消化内镜学会	委员兼秘书
刘新光	北京大学第一医院	教授
	中国医师协会消化医师分会	主任委员
刘玉兰	北京大学人民医院	教授
	北京消化内镜学会	委员
毛高平	中国人民解放军空军总医院	教授
卢朝辉	中国医学科学院北京协和医院	教授
盛剑秋	北京军区总医院	副教授
孙　涛	中国人民解放军海军总医院	教授
	北京消化内镜学会	委员

王贵齐	中国医学科学院肿瘤医院	教授
	北京消化内镜学会	委员
吴改玲	北京大学积水潭医院	副主任医师
伍东升	中国医学科学院北京协和医院	主治医师
杨爱明	中国医学科学院北京协和医院	副教授
姚　方	中国医学科学院北京协和医院	副教授
张　杰	首都医科大学附属北京朝阳医院	副教授
张克俭	中日友好医院	教授
张澍田	首都医科大学附属北京友谊医院	教授
	北京消化内镜学会	副主任委员
张泰昌	首都医科大学附属宣武医院（原）	教授
	北京消化内镜学会	副主任委员
张子其	中国人民解放军总医院	教授
赵洪川	中日友好医院	教授
	北京消化内镜学会	委员
周丽雅	北京大学第三医院	教授
	北京消化内镜学会	委员
朱　峰	中国医学科学院北京协和医院	教授
朱元民	北京大学人民医院	副主任医师

前　言

本书内容取自北京医学会消化内镜学会收集的来自北京市各大医院病例读片资料，参加编写的人员都尽了最大努力，力图将最好的病例奉献给大家，但由于时间仓促，仍感不足，还望读者予以谅解。尽管如此，本书如能对内镜工作者有所帮助，所有编者将深感欣慰。

全书由三部分组成：病例图片、病例点评及疑难病例讨论。与其他图谱的不同点在于本书密切结合临床，对疑难、罕见病例进行了细微分析，明确了诊断及处理方法，希望读者有所收获。

本书是北京医学会消化内镜学会全体委员们共同努力的结晶。大家在繁忙的工作中，抽出时间，加班加点，为本书的出版做出了重大贡献。在此，对他们的支持表示衷心的感谢！

本书的出版得到了北京大学医学出版社的大力支持和鼓励，在此谨向他们表示感谢！

由于水平所限，错误之处在所难免，敬请批评指正。

北京医学会消化内镜学分会
主任委员
2008 年 10 月

目　录

第 1 章　病例图片

第一节　食　管

食管黏膜下隆起

病例 1

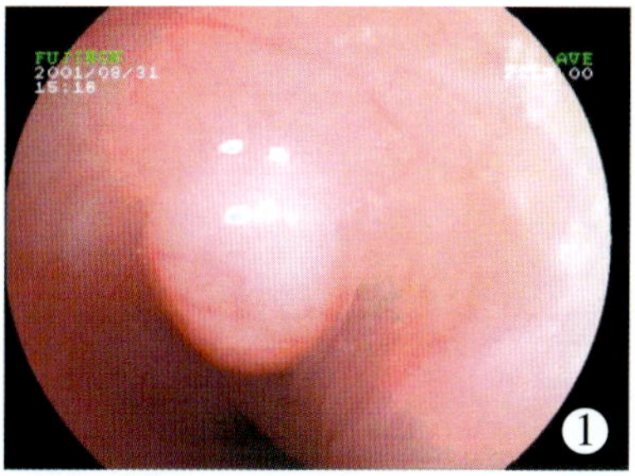

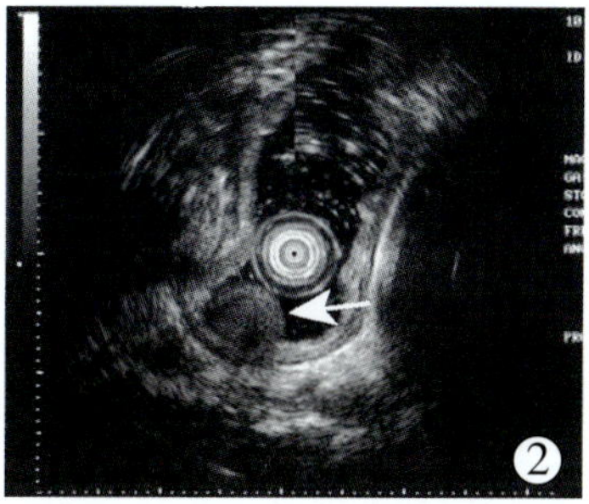

图 1　胃镜：食管右前壁可见约 1.0cm × 1.0cm 大小黏膜下隆起，表面黏膜光滑

图 2　内镜超声：病变呈低回声，位于黏膜肌层

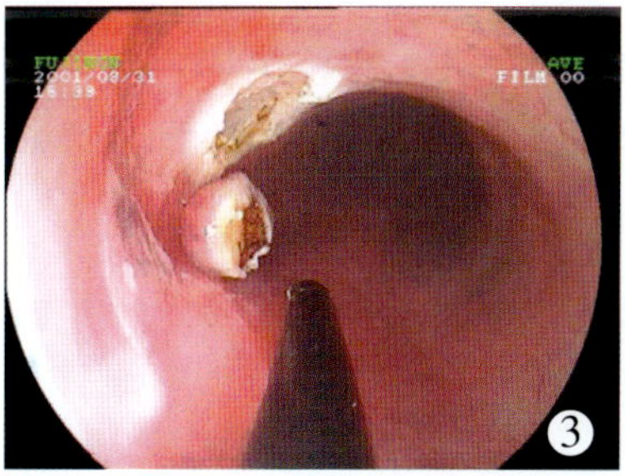

图 3　内镜下黏膜切除

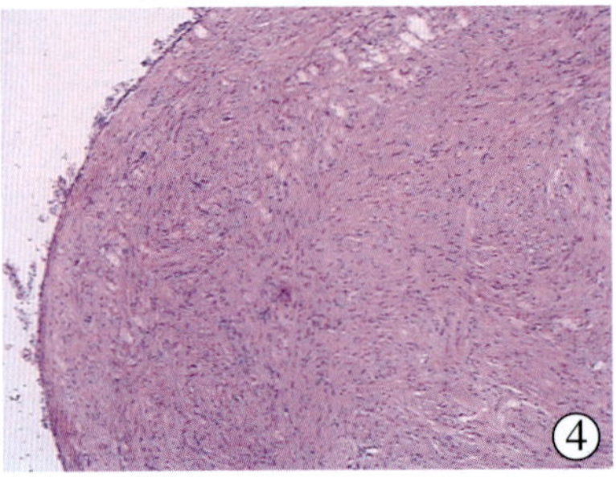

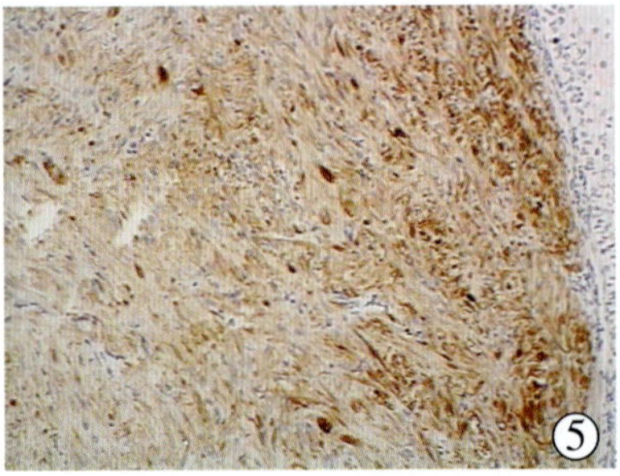

图 4　病理：HE （× 40）肿瘤细胞呈梭形，富于红染胞浆

图 5　病理：免疫组化 Desmin（+）（× 100）。考虑为平滑肌瘤

病例 2

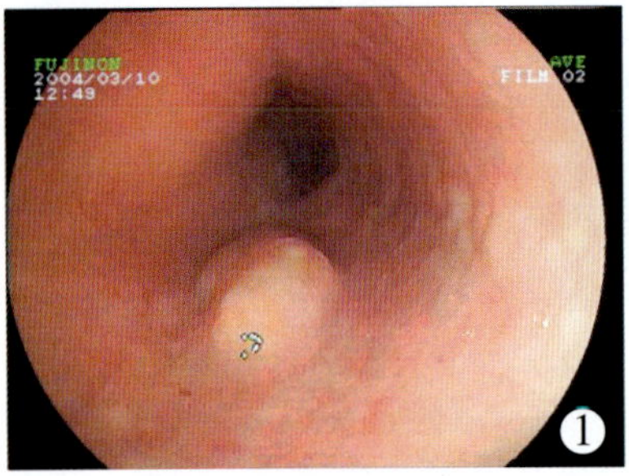

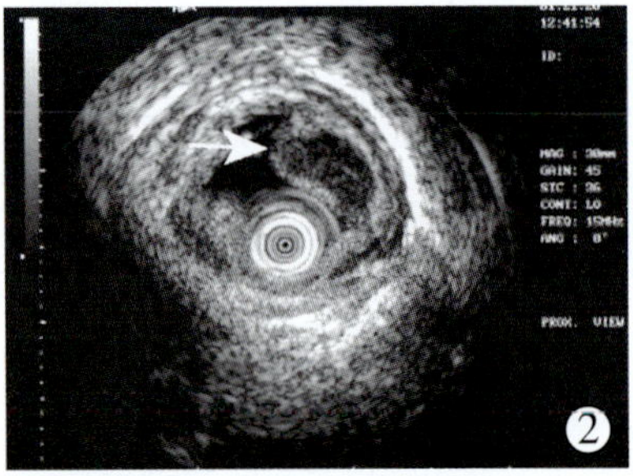

图 1　胃镜：食管左侧壁可见长条形黏膜下隆起，表面黏膜光滑

图 2　内镜超声：病变呈低回声，位于黏膜肌层

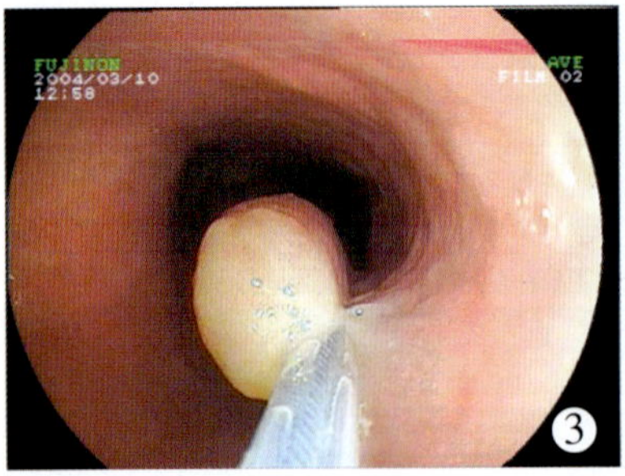

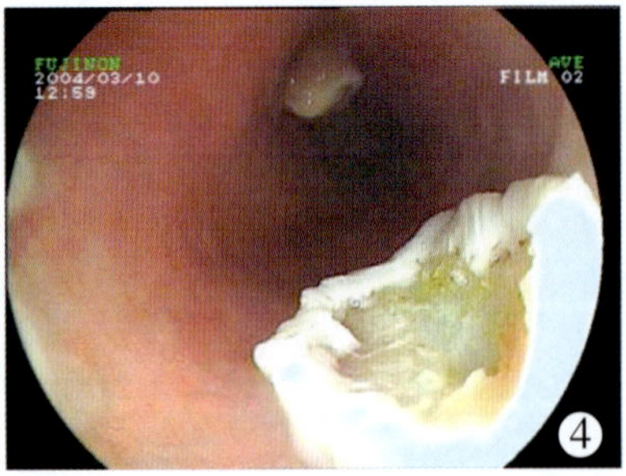

图 3 ~ 4　内镜下黏膜切除

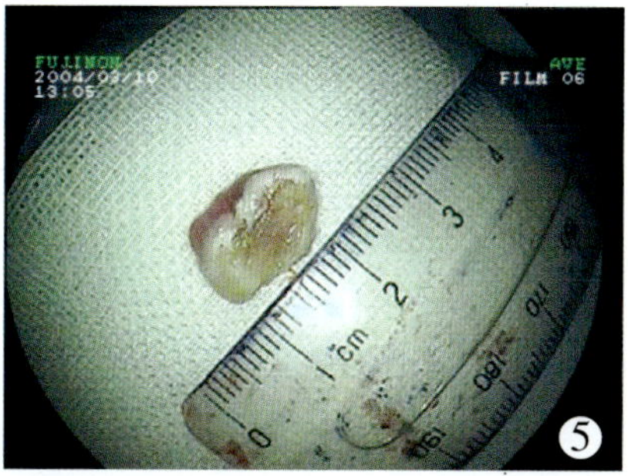

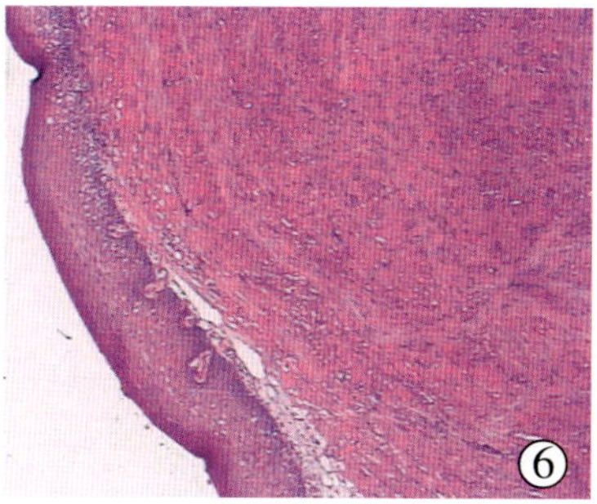

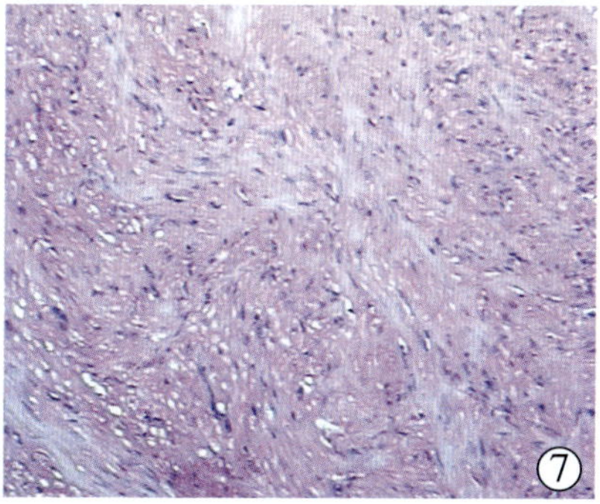

图 5　切除的手术标本

图6～7　病理：细胞呈梭形，富于红染胞浆，考虑为平滑肌瘤（HE × 40，× 100）

病例 3

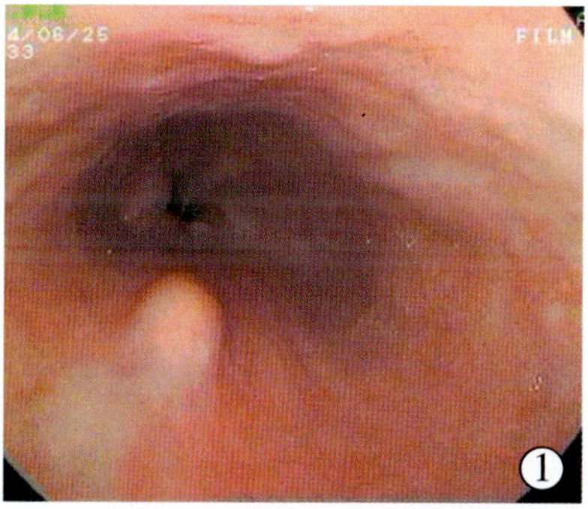

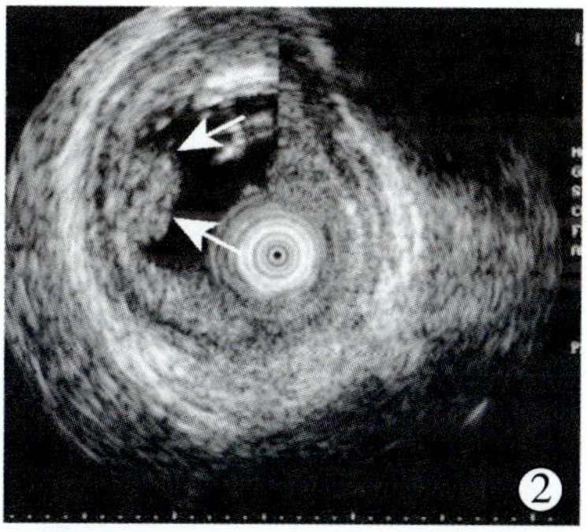

图 1　胃镜：食管下段左侧壁可见黏膜下隆起，大小约 0.8cm × 0.8cm，表面黏膜光滑

图 2　内镜超声：病变呈低回声，位于黏膜下层

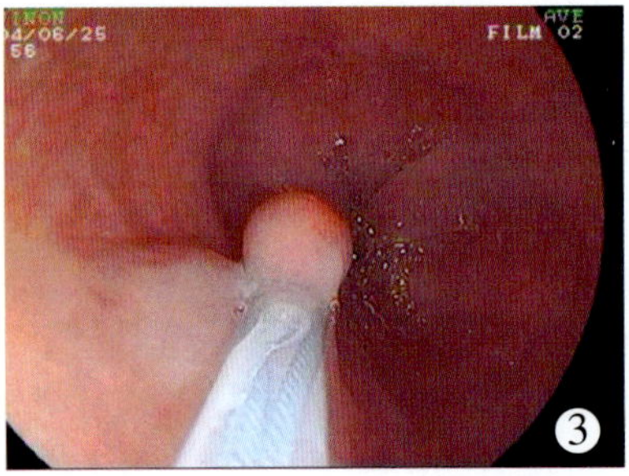

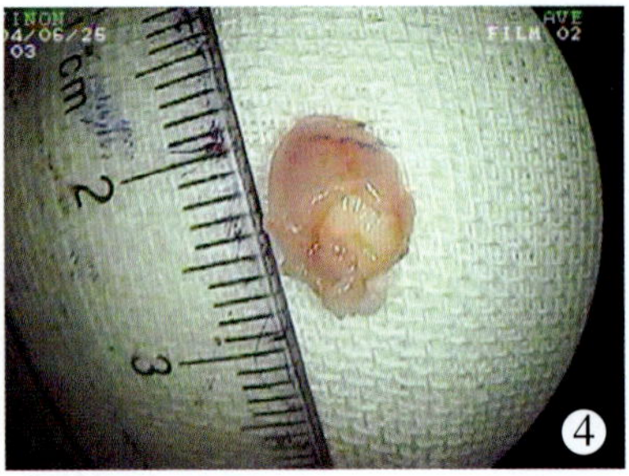

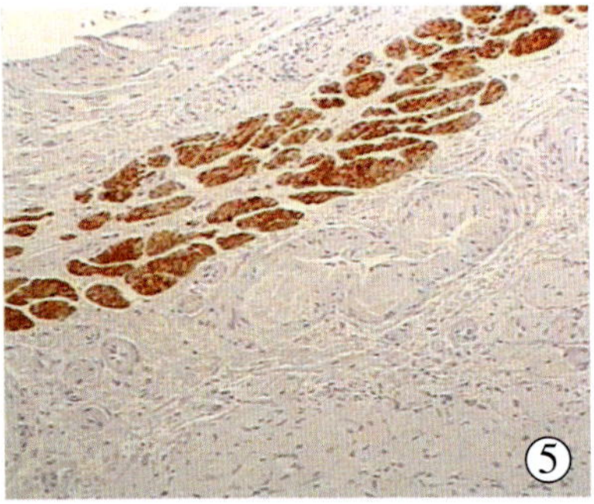

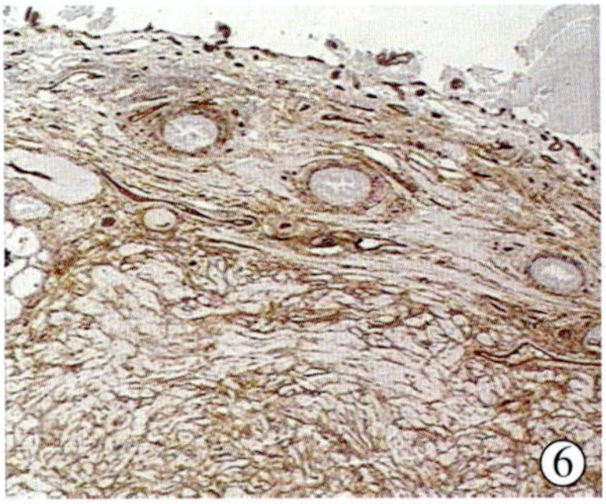

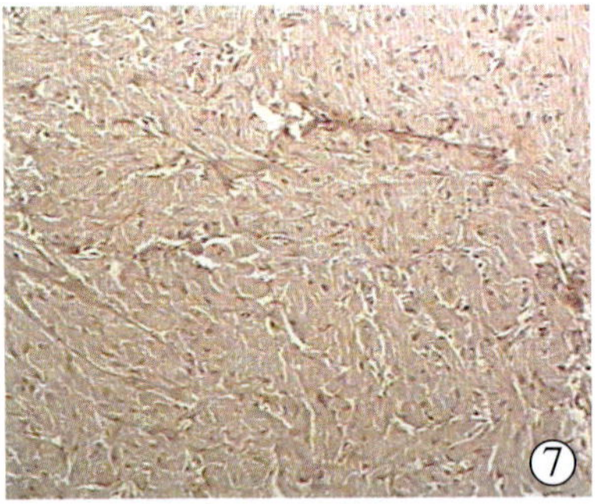

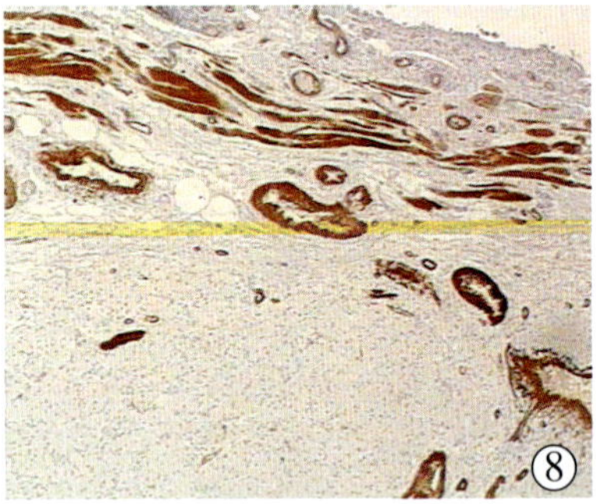

图 3　内镜下黏膜切除标本，可见黏膜下浅黄色质韧肿物

图 4　切除后手术标本

图 5　Desmin（–）（× 100）

图 6　CD34（+）（× 100），基底膜（+）

图 7　CD117（–）（× 100）

图 8　Sm-Actin（–）

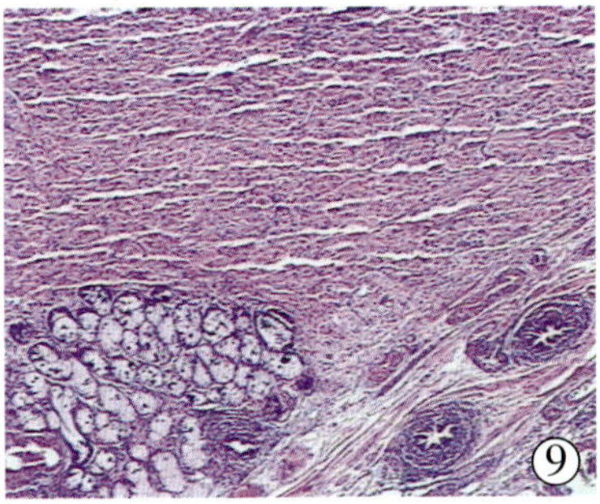

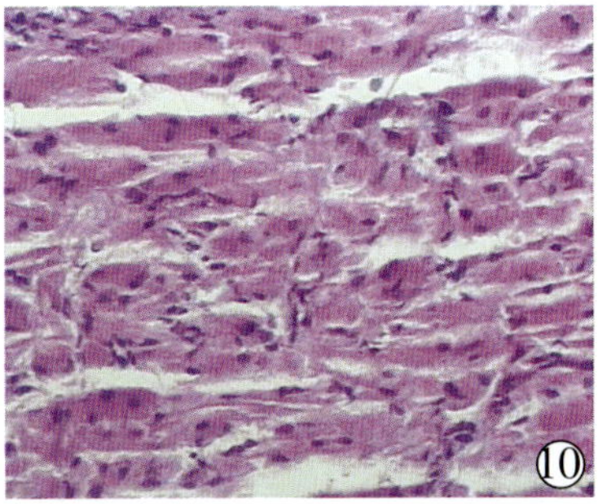

图 9 ～ 10　HE（× 40，× 200）肿瘤细胞呈索状，巢索之间有纤维结缔组织，胞浆丰富，胞质中有丰富的嗜酸性颗粒，诊断为食管颗粒细胞瘤

病例 4

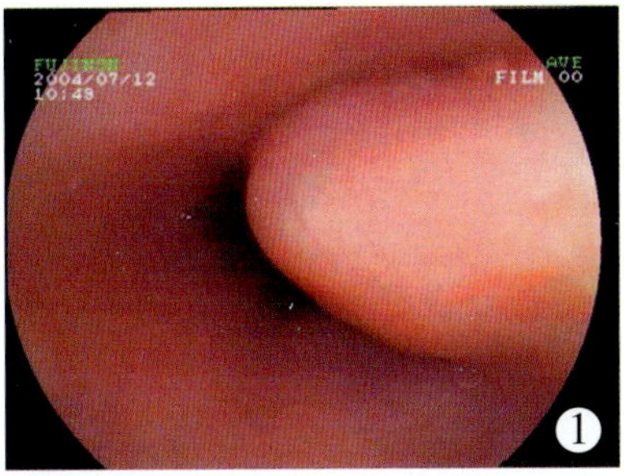

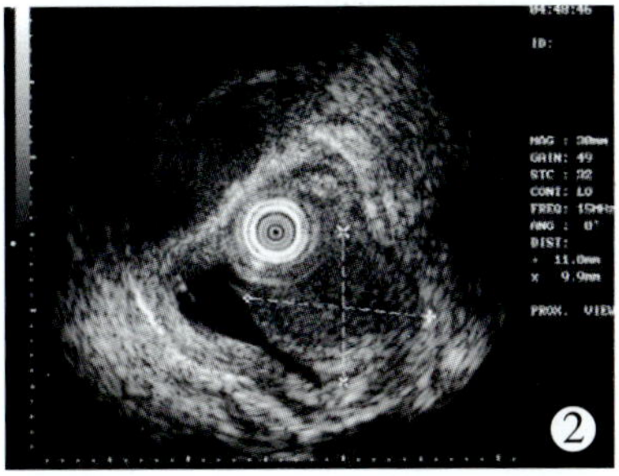

图 1　胃镜：食管后壁可见约 1.4cm × 1.4cm 大小黏膜下肿物，表面黏膜光滑

图 2　内镜超声：病变呈低回声，位于黏膜下层

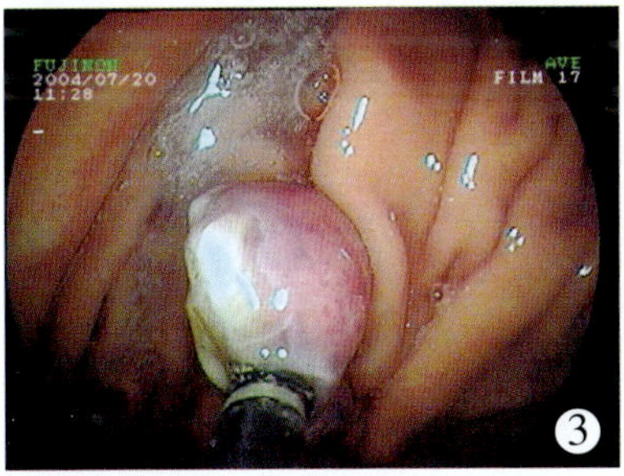

图 3　内镜下黏膜切除

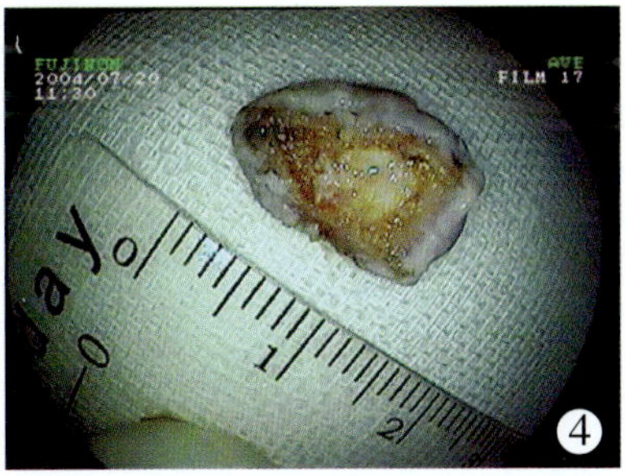

图 4　切除的手术标本

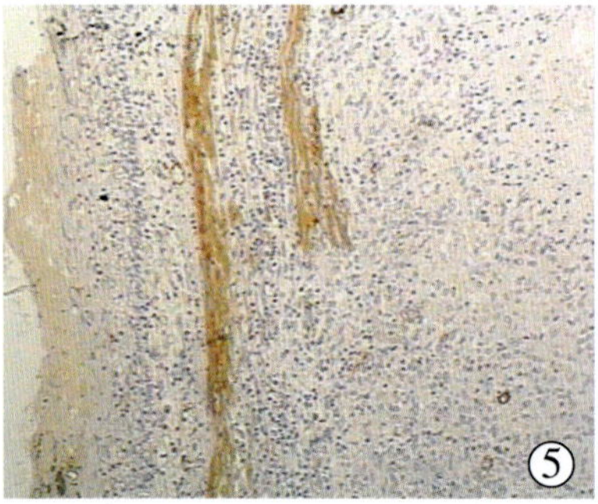

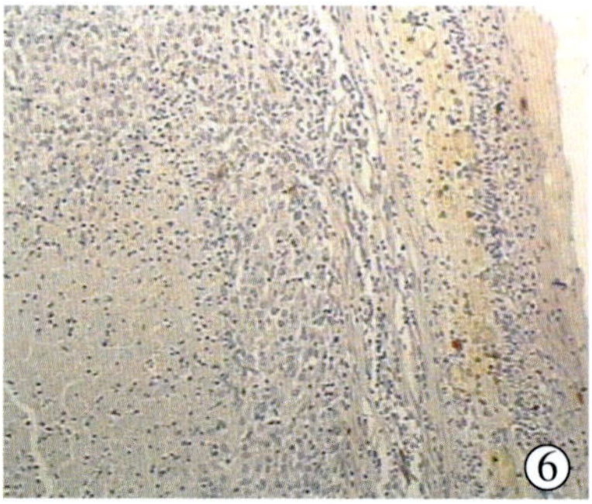

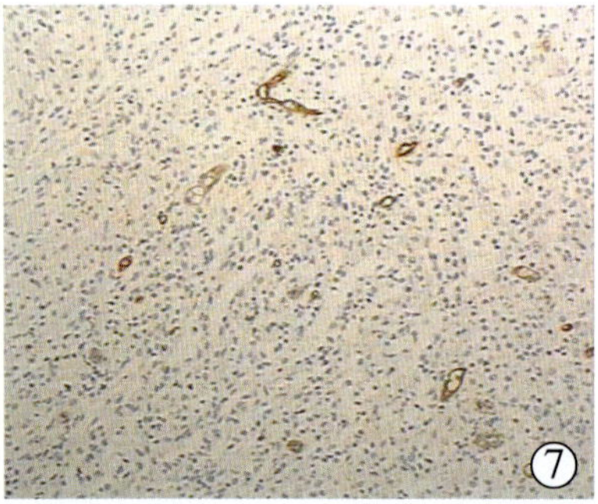

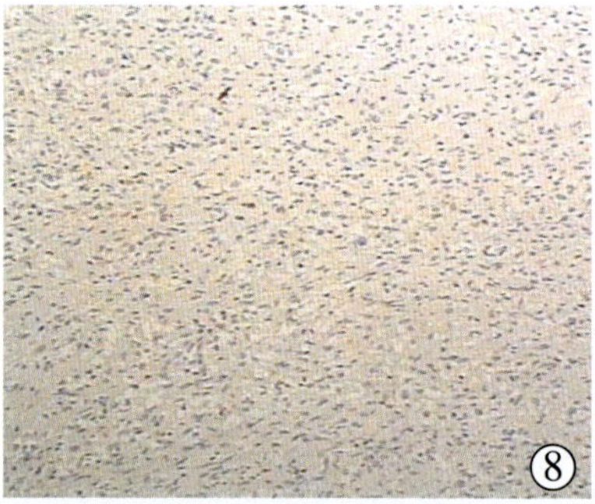

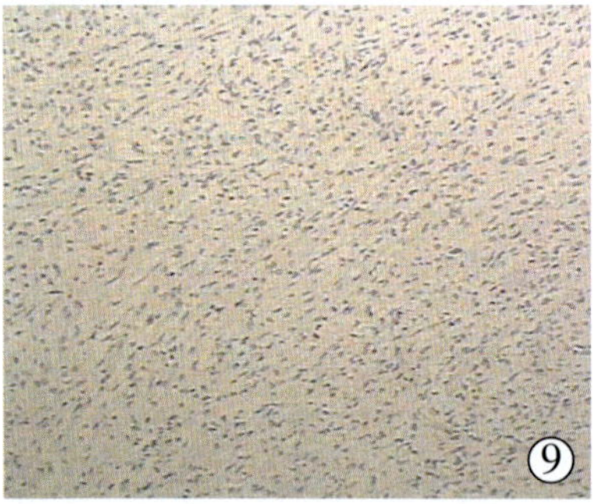

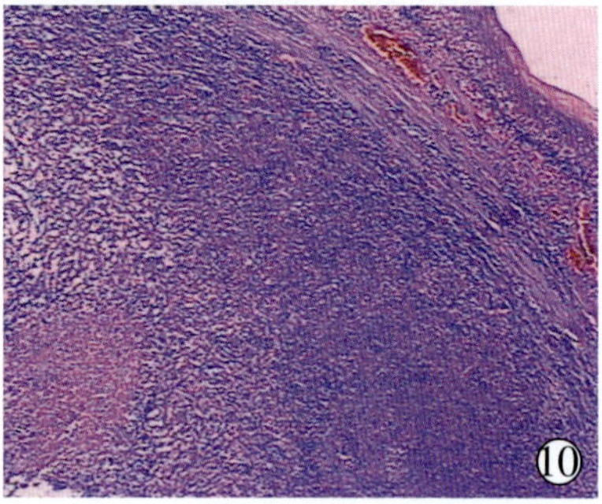

图 5　Sm-Actin（–）（× 100）

图 6　S100（–）（× 100）

图 7　CD34（–）（× 100）

图 8　CD117（–）（× 100）

图 9　Desmin（–）（× 100）

图 10　示黏膜下干酪样坏死（HE × 40）

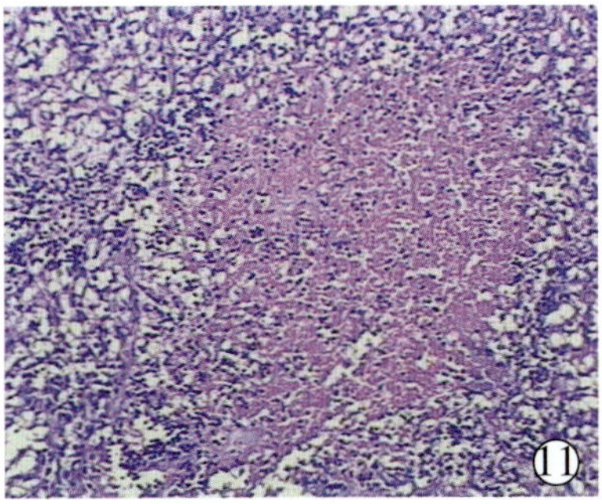

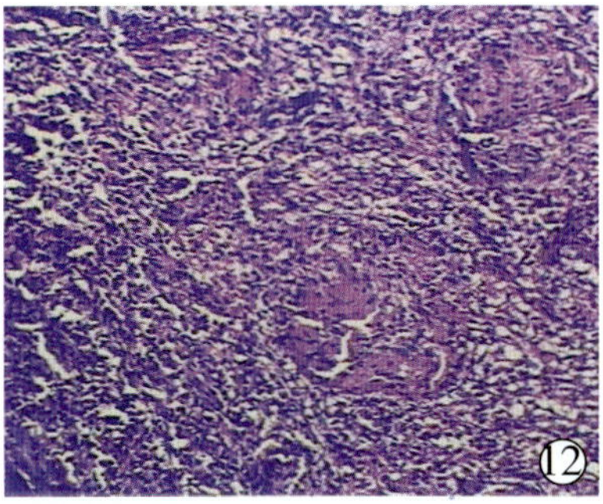

图 11　示黏膜下干酪样坏死组织（HE × 200）
图 12　显示肉芽肿结节中可见朗汉斯细胞，诊断食管结核（HE × 200）

病例 5

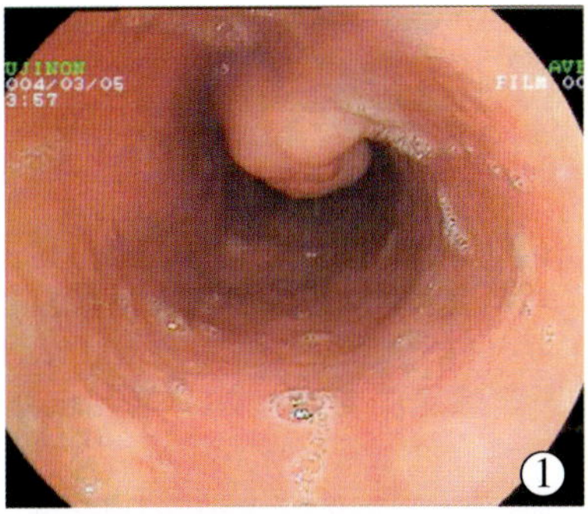

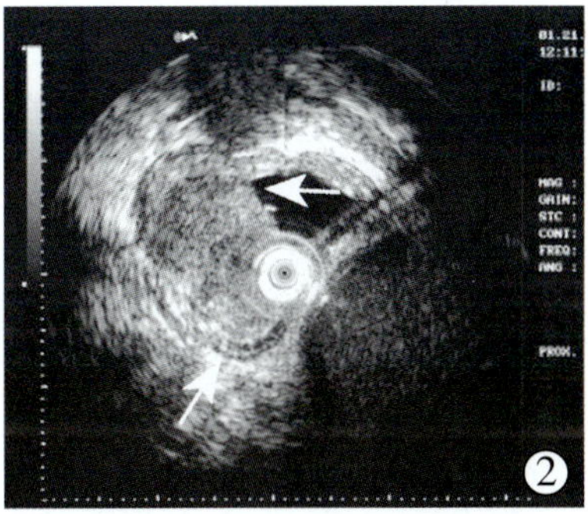

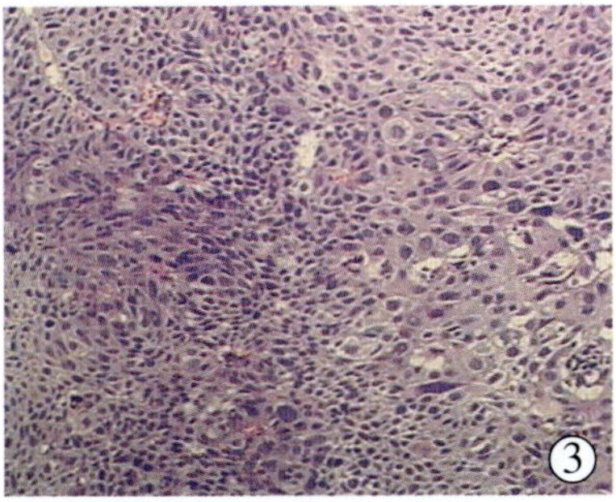

图1　胃镜：食管中段右侧壁可见黏膜下肿物，约 2.0cm × 1.0cm，表面黏膜不平，呈结节样
图2　内镜超声：病变呈低回声，部分侵入固有肌层
图3　病理：食管高分化鳞癌（HE × 100）

病例 6

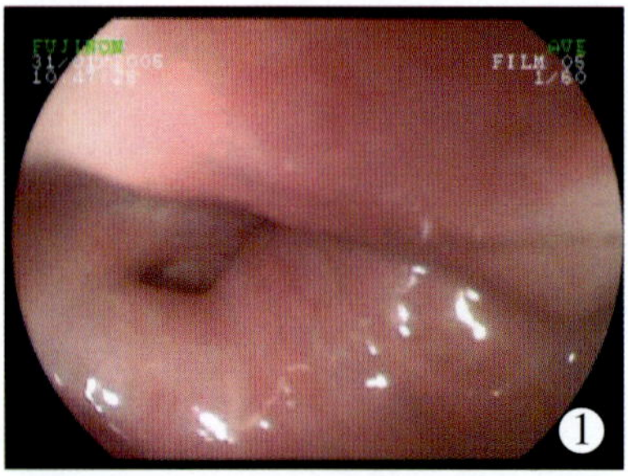

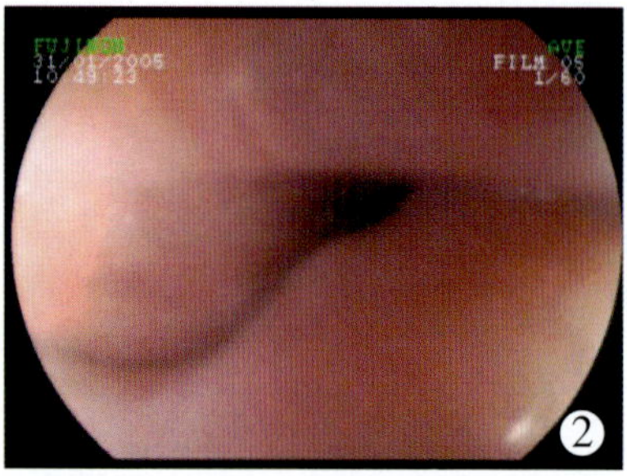

图1～2　胃镜：食管上段距门齿22cm处管腔狭窄，可见向腔内突出的环形肿瘤，表面光滑

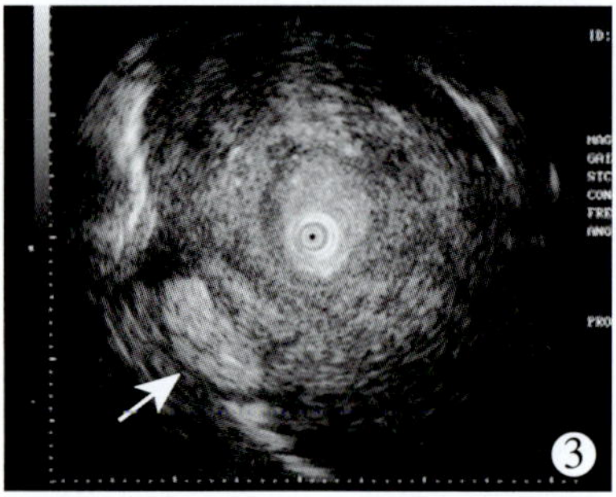

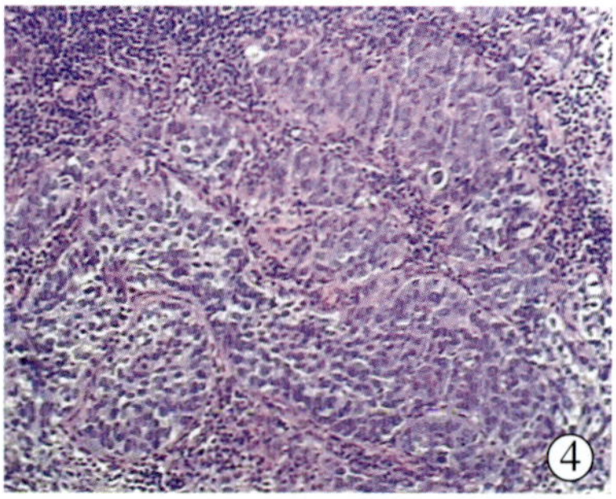

图3　内镜超声：病变呈低回声，食管壁增厚，全层浸润，各层结构不清

图4　病理：食管低分化腺癌（HE × 100）

病例 7

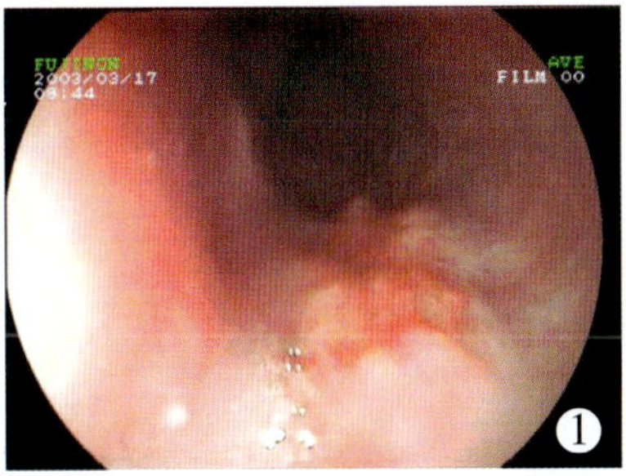

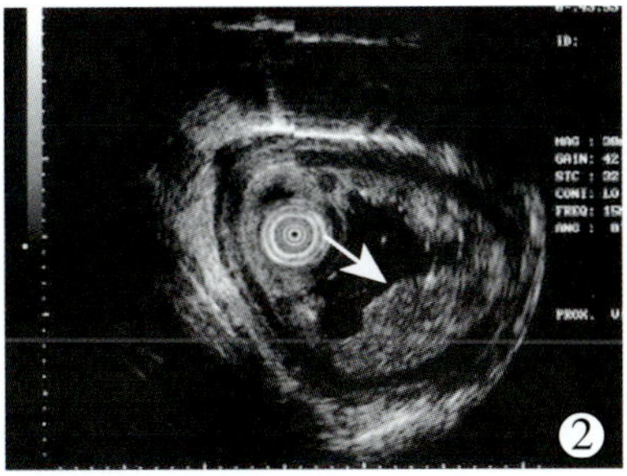

图1　胃镜：食管后壁可见结节样长条形肿物，表面糜烂

图 2　内镜超声：病变呈低回声，位于黏膜层

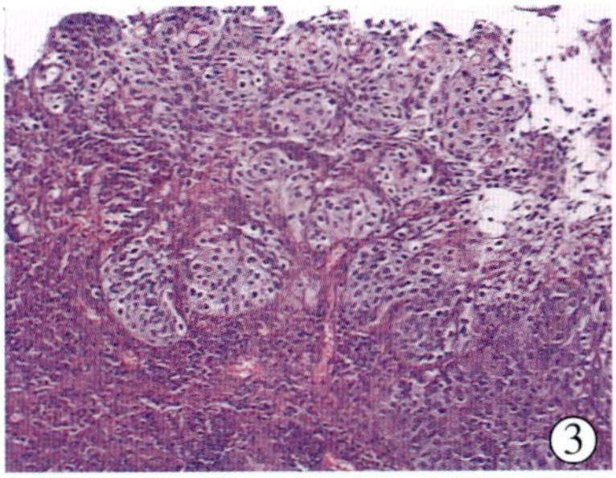

图 3　病理：食管腺癌（HE × 100）

（此组病例由首都医科大学附属北京朝阳医院消化内科提供）

点评

以上7例内镜图片，其中6例图片内镜表现均为黏膜下肿瘤，内镜超声均显示为低回声，但病理结果都不一样（2例为平滑肌瘤、1例食管结核、1例食管颗粒细胞瘤、2例食管癌），另1例食管黏膜表面糜烂、平坦，病理为食管癌。

上述病变提示，黏膜下病变如病因不清应尽可能先做内镜超声，了解病变浸润情况，若病变局限于表浅层可以做内镜下肿瘤切除以明确诊断。

第二节　胃

胃窦隆起性病变（异位胰腺？）

病例 1

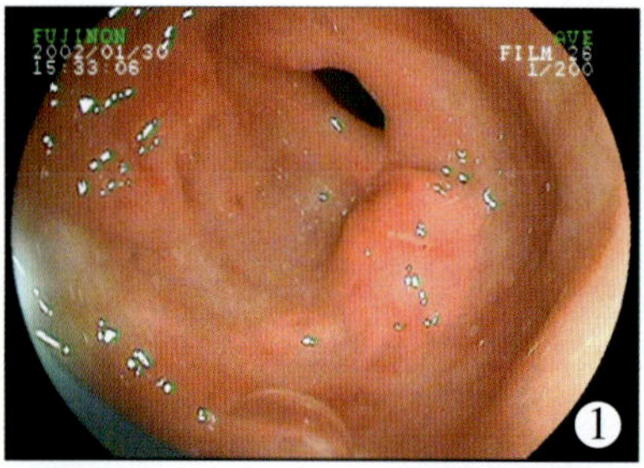

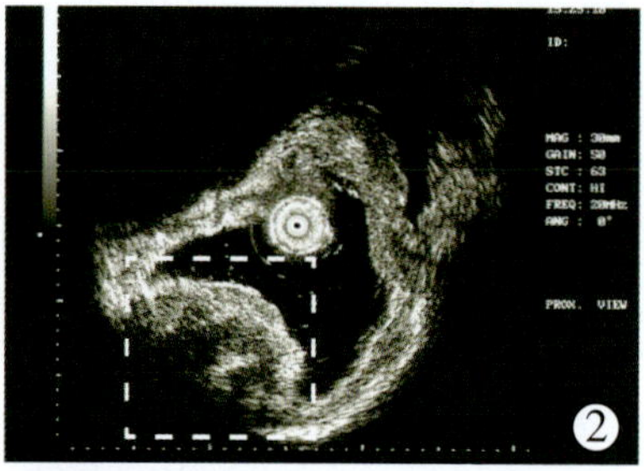

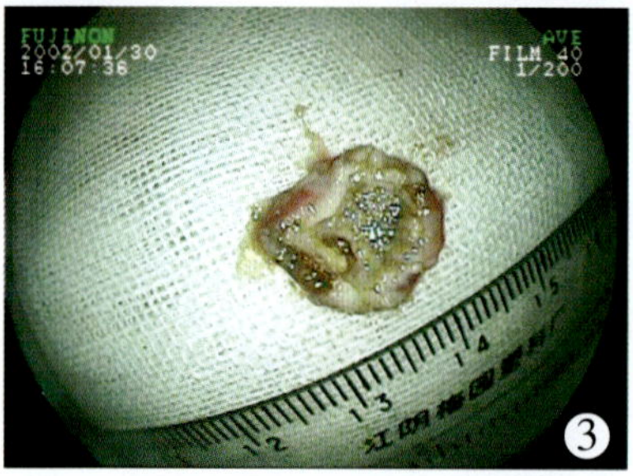

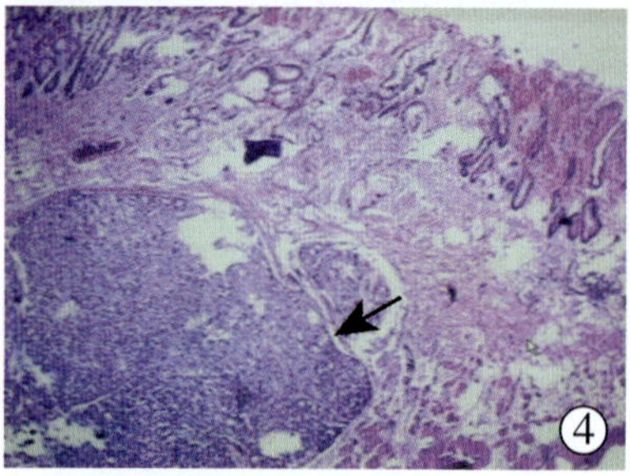

图 1　胃镜：胃窦后壁可见黏膜下隆起，表面黏膜光滑

图 2　内镜超声：病变位于固有肌层，呈低回声

图 3　内镜下切除后的标本

图 4　病理：异位胰腺

病例 2

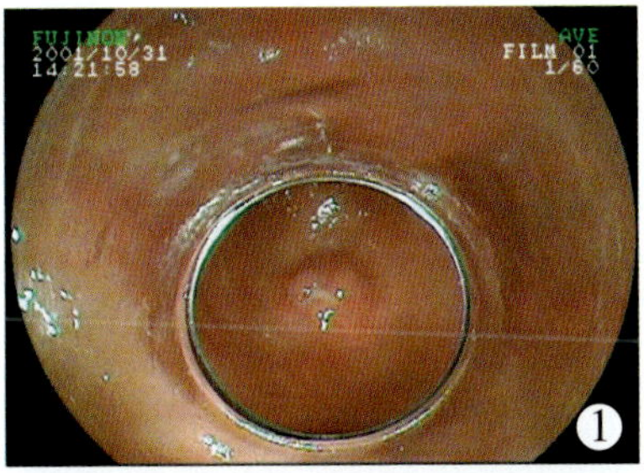

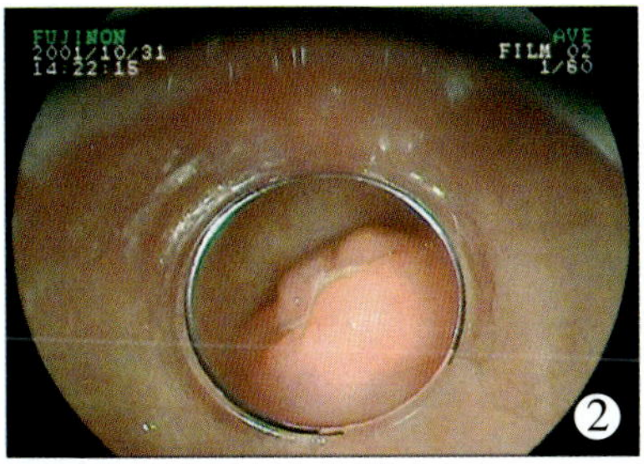

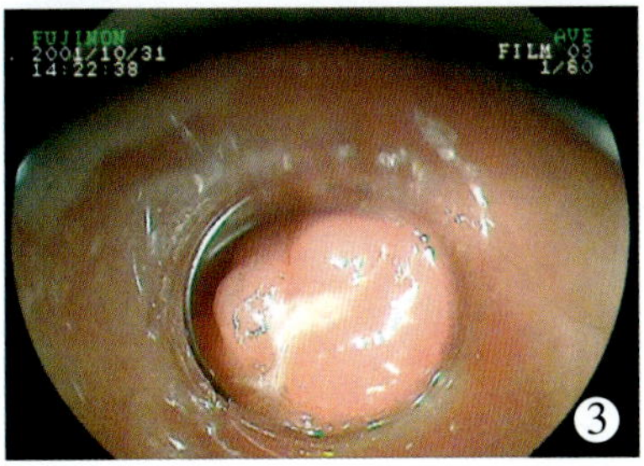

图1～3　胃镜：胃窦后壁可见黏膜下隆起，表面黏膜光滑，中央不规则凹陷，上覆白色黏液，应用透明帽法进行病变黏膜下切除

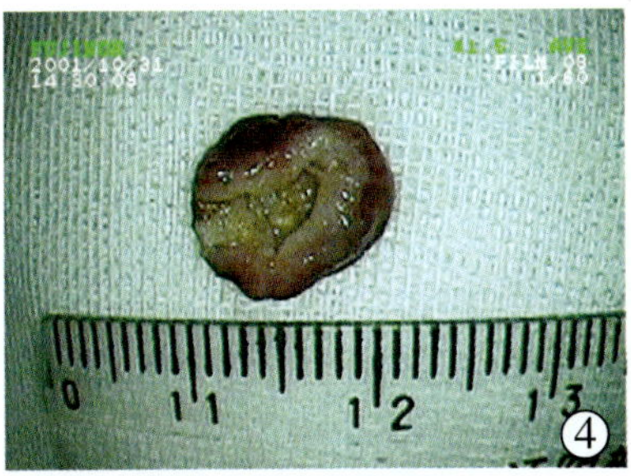

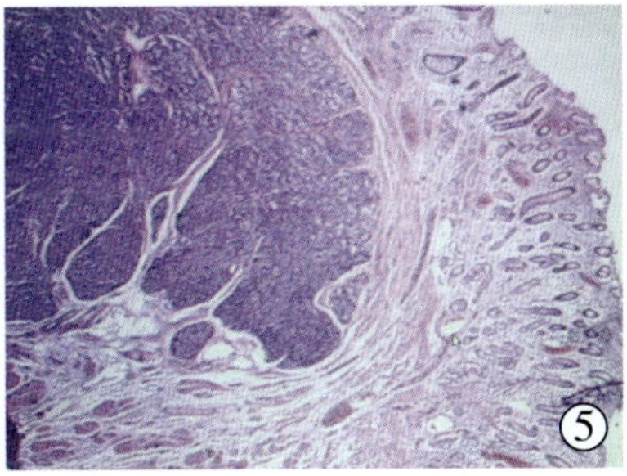

图 4　内镜下切除后的标本

图 5　病理：异位胰腺

病例 3

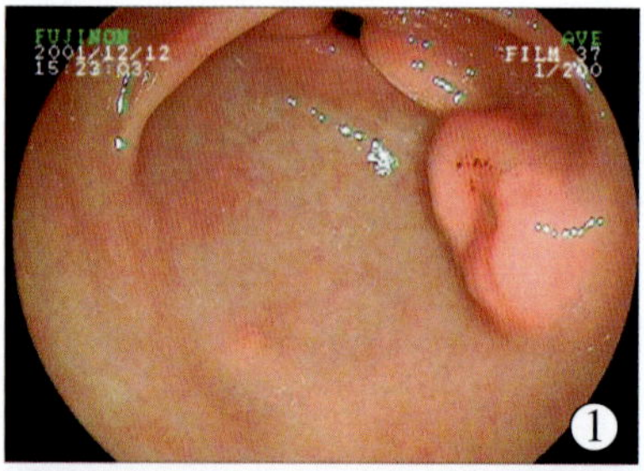

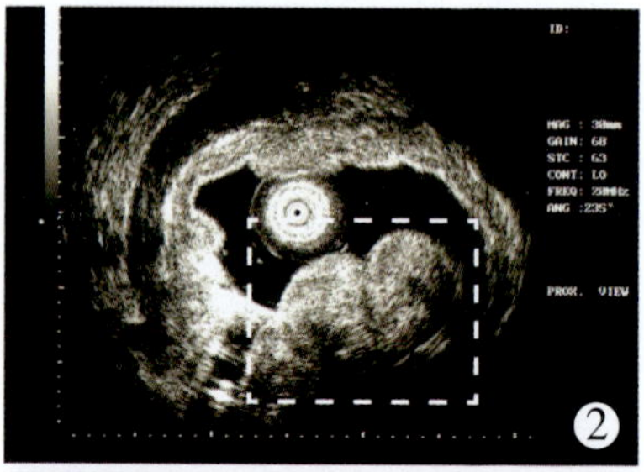

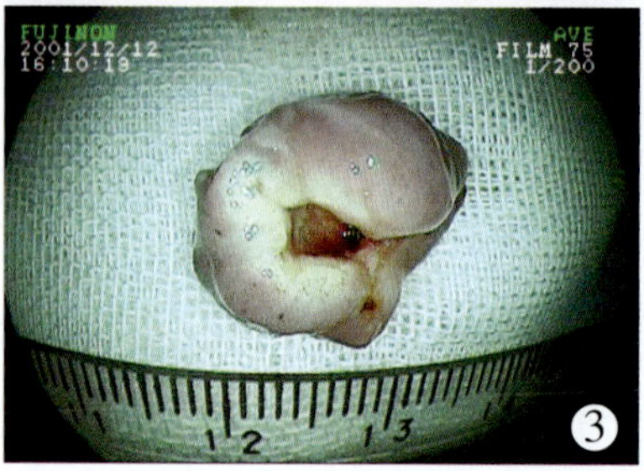

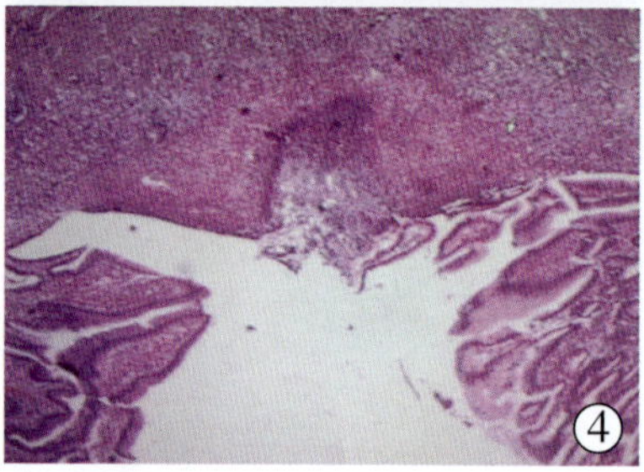

图 1　胃镜：胃窦后壁可见黏膜下隆起，中央凹陷

图 2　内镜超声：病变位于黏膜层，呈低回声

图 3　内镜下切除后的标本

图 4　病理：淋巴组织增生并滤泡形成

病例 4

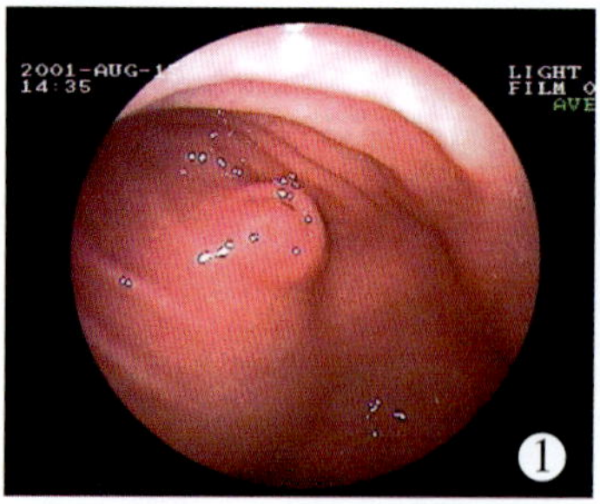

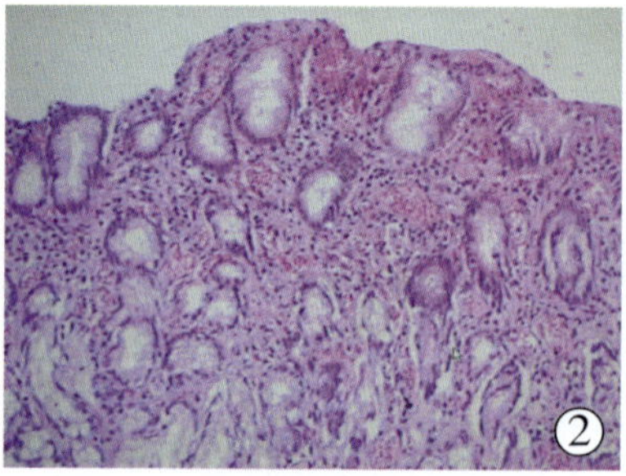

图 1　胃镜：胃体大弯侧可见黏膜下隆起，顶端有凹陷，似开口

图 2　病理：黏膜腺体慢性炎

病例 5

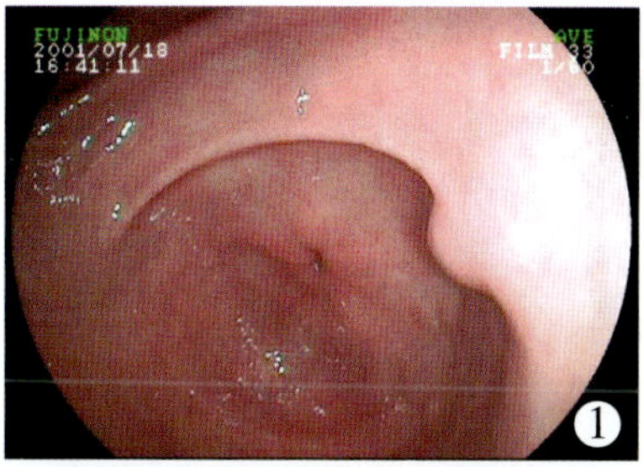

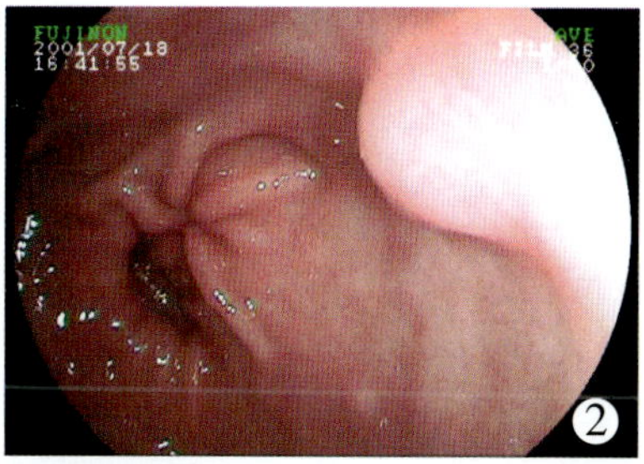

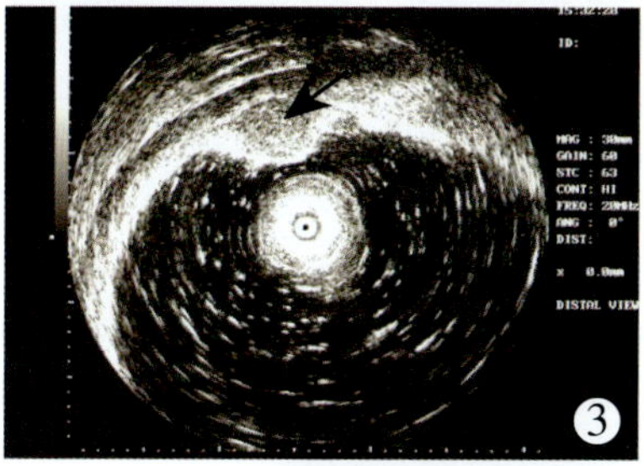

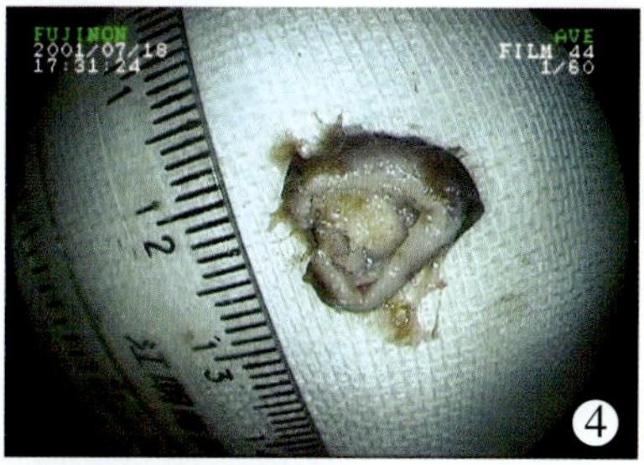

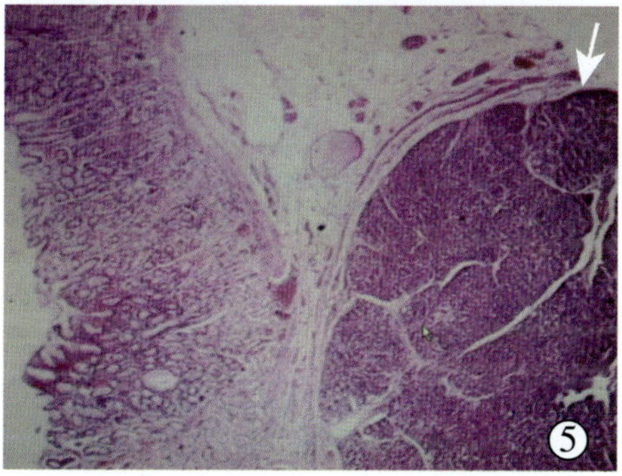

图 1　胃镜：胃窦后壁可见黏膜下隆起，表面黏膜光滑

图 2　胃镜：近距离观察病变，表面黏膜光滑

图 3　内镜超声：病变位于黏膜肌层，呈中低回声

图 4　内镜下切除后的标本

图 5　病理：异位胰腺

病例 6

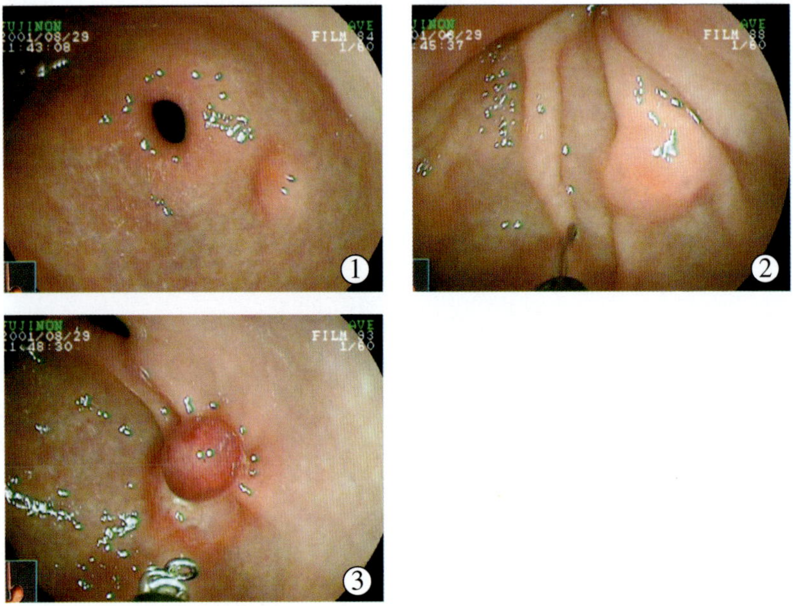

图1～3　胃镜：胃窦后壁可见黏膜下隆起，病变的小弯侧黏膜表面可见凹陷，行病变黏膜下切除

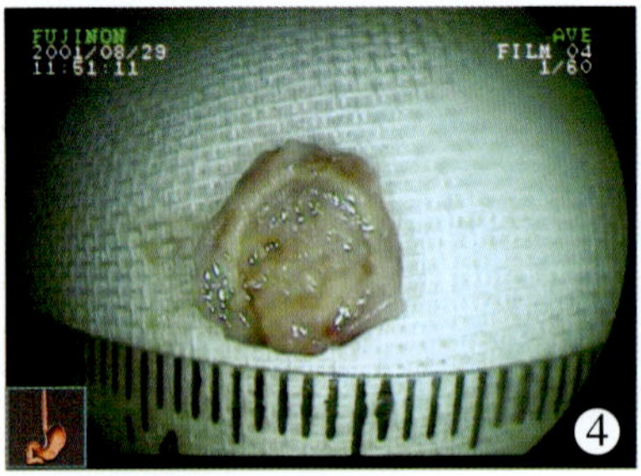

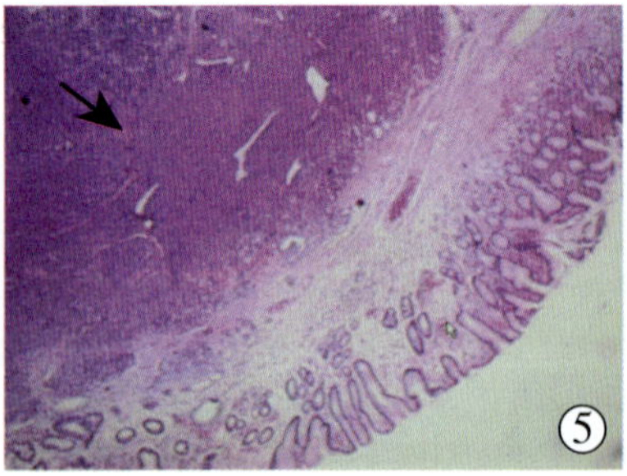

图 4　内镜下切除后的标本

图 5　病理：异位胰腺

病例 7

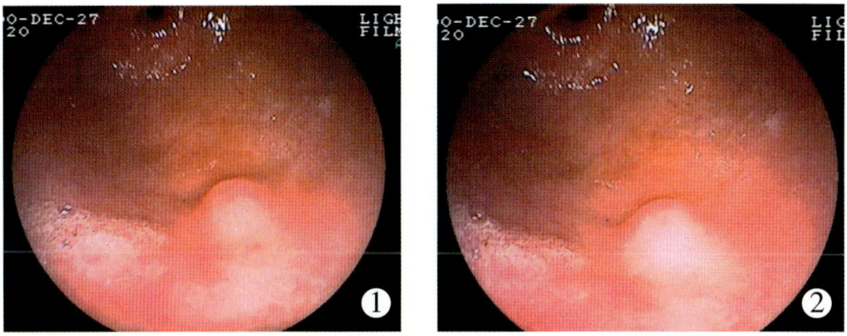

图 1 ~ 2　胃镜：胃窦大弯侧可见黏膜下隆起，表面黏膜光滑

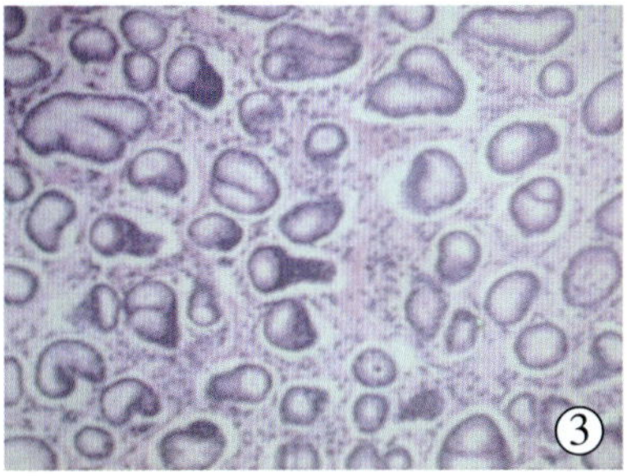

图 3　病理：胃黏膜示慢性炎

病例 8

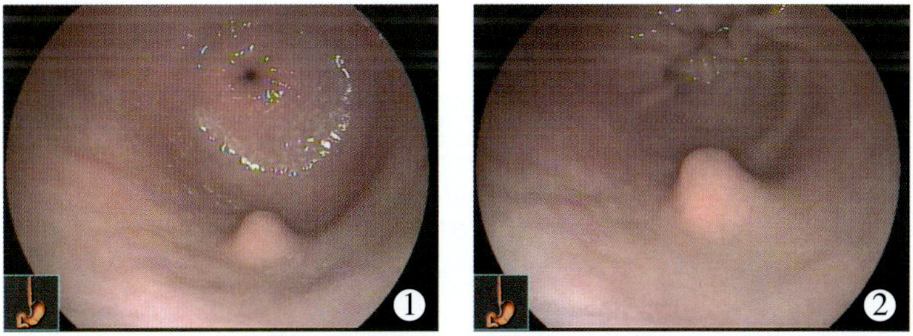

图 1 ~ 2　胃镜：胃窦大弯侧靠后壁可见黏膜下隆起，表面黏膜光滑

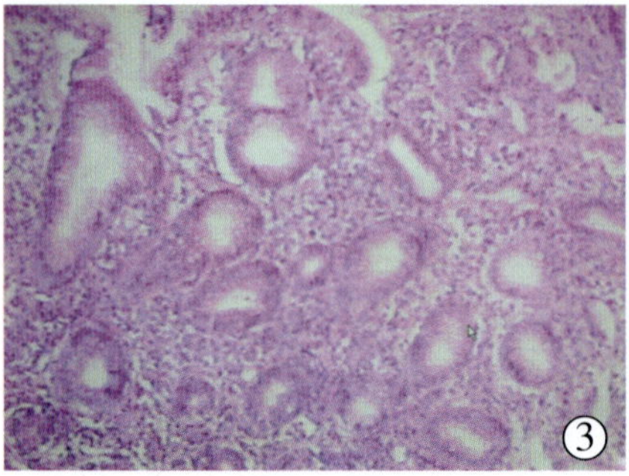

图 3　病理：胃窦幽门型黏膜慢性炎

病例 9

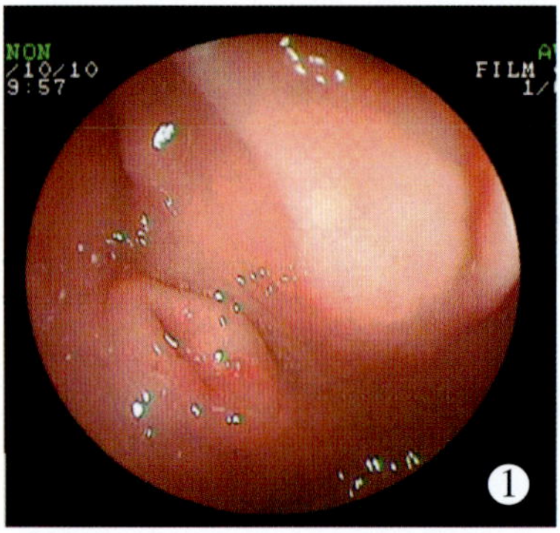

图1　胃镜：胃窦大弯侧可见椭圆形黏膜隆起，表面呈脐样凹陷

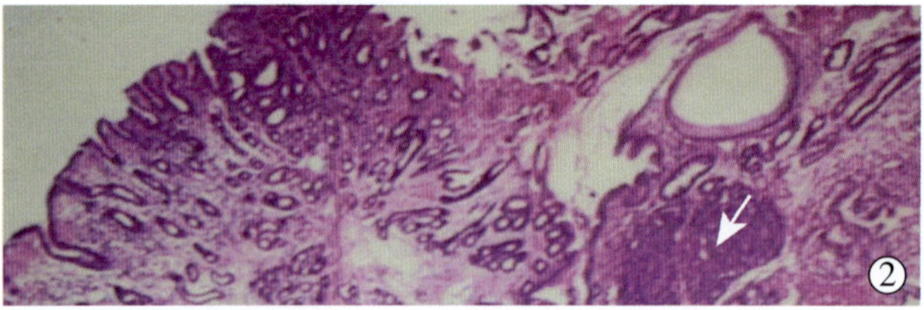

图 2　病理：异位胰腺

病例 10

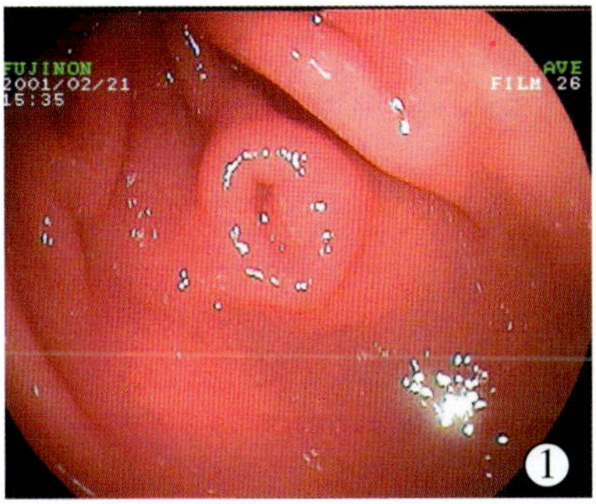

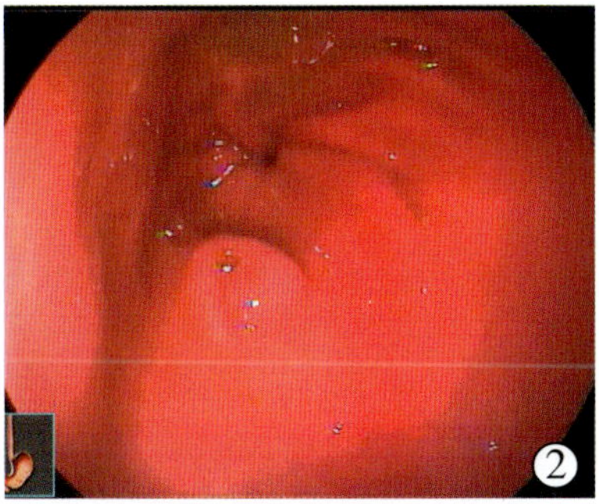

图 1 ~ 2　胃镜：胃窦大弯侧可见黏膜隆起，其顶端表面黏膜凹陷

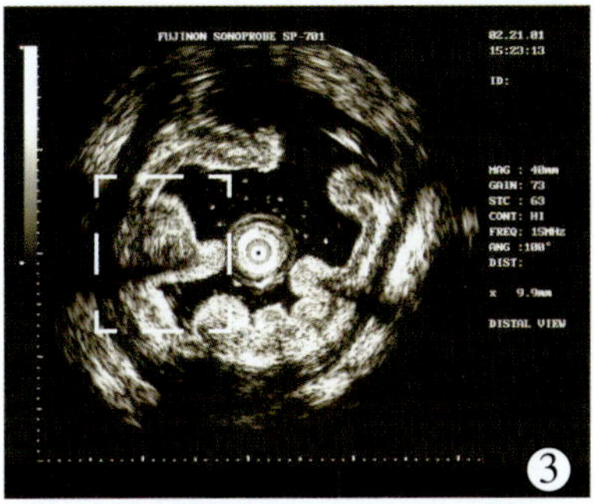

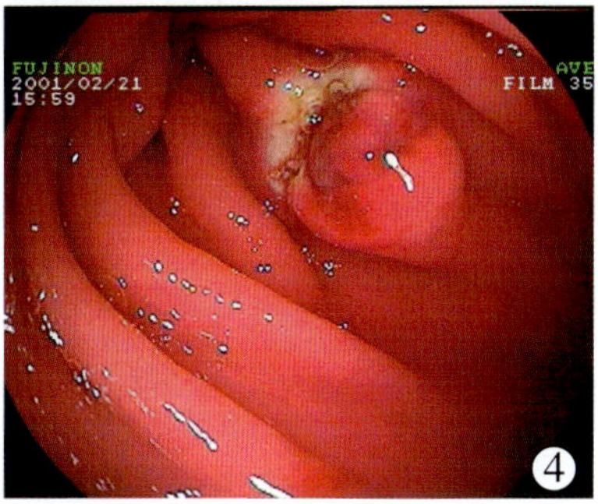

图 3　内镜超声：病变位于黏膜肌层，呈低回声

图 4　内镜下切除病变

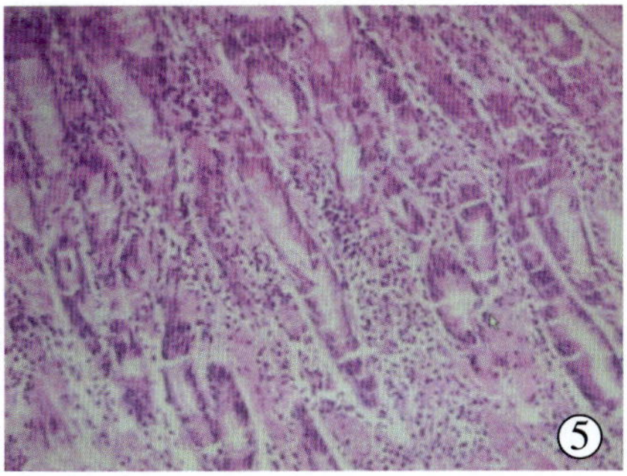

图 5　病理：慢性炎

病例 11

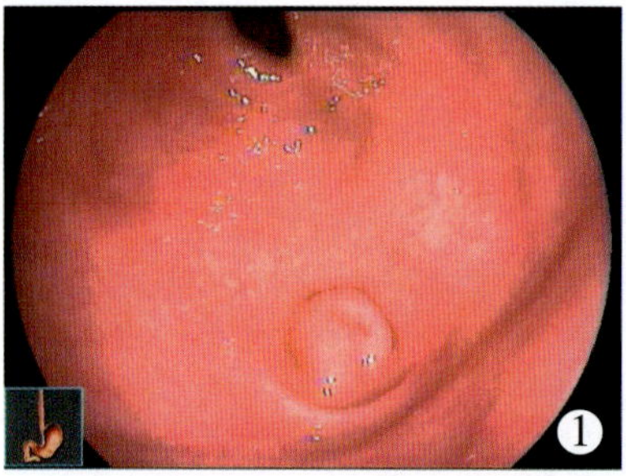

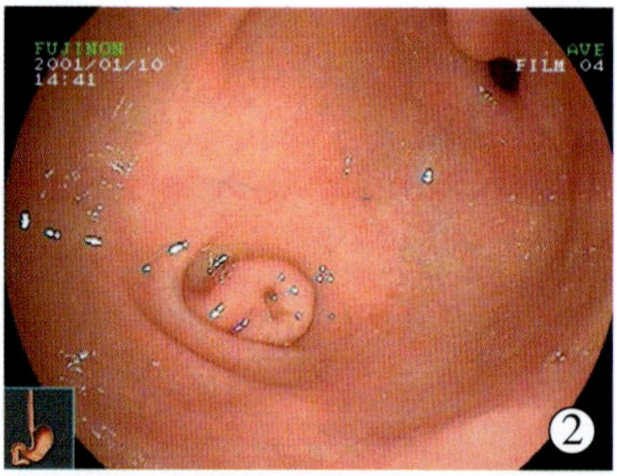

图 1 ~ 2　胃镜：胃窦大弯侧可见黏膜隆起，其顶端凹陷

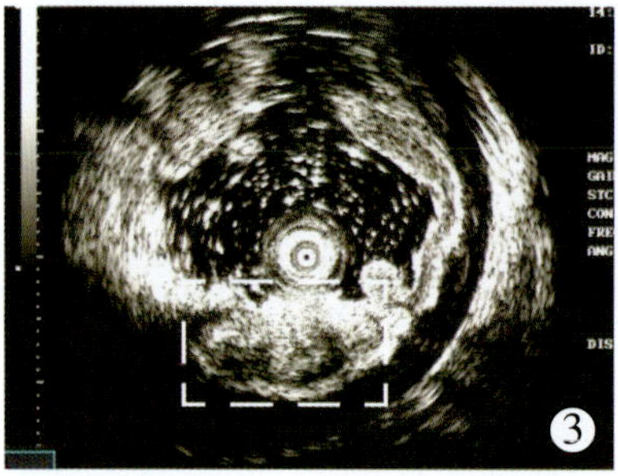

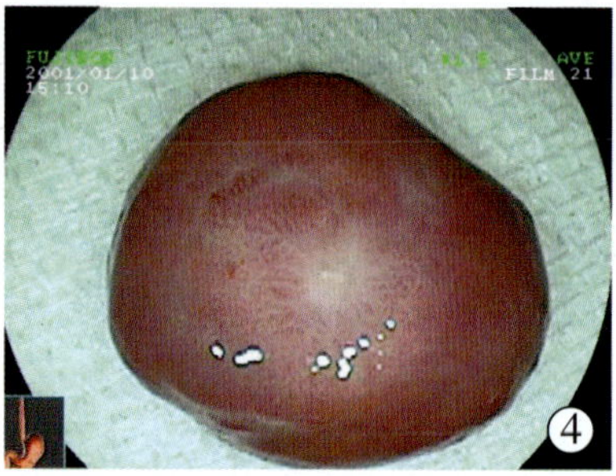

图 3　内镜超声：病变位于黏膜肌层，呈低回声

图 4　内镜下切除标本

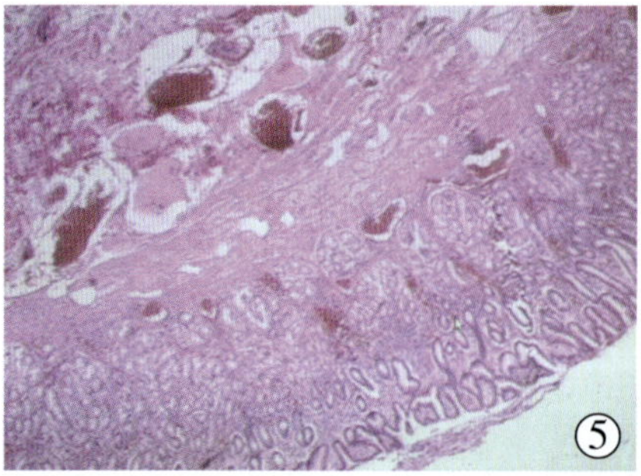

图5　病理：胃（窦）幽门型黏膜慢性非萎缩性胃炎，黏膜固有层见大量增生的血管及淋巴管，符合血管淋巴瘤病变

病例 12

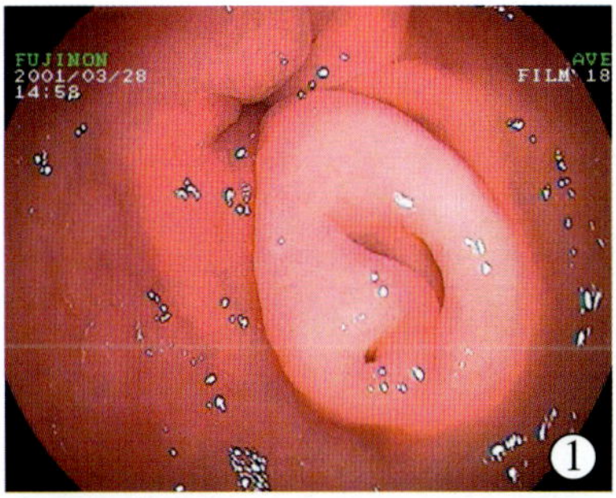

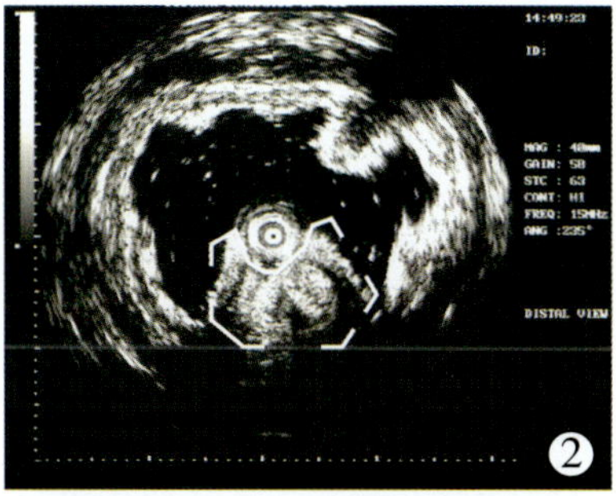

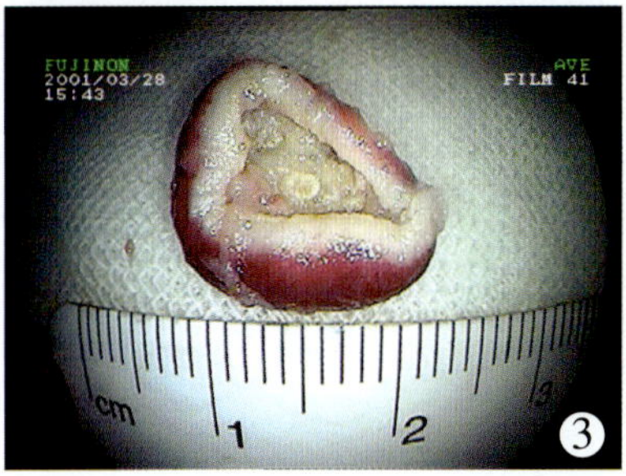

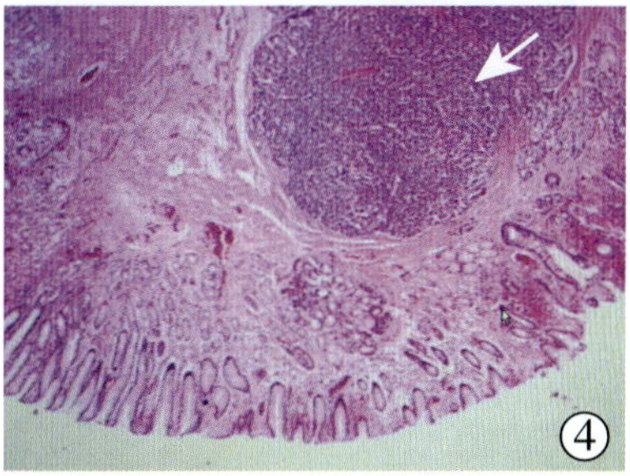

图 1　胃镜：胃窦幽门大弯侧可见椭圆形黏膜隆起，表面有条状凹陷

图 2　内镜超声：病变位于黏膜下层，呈低回声

图 3　内镜下切除的标本

图 4　病理：异位胰腺

病例 13

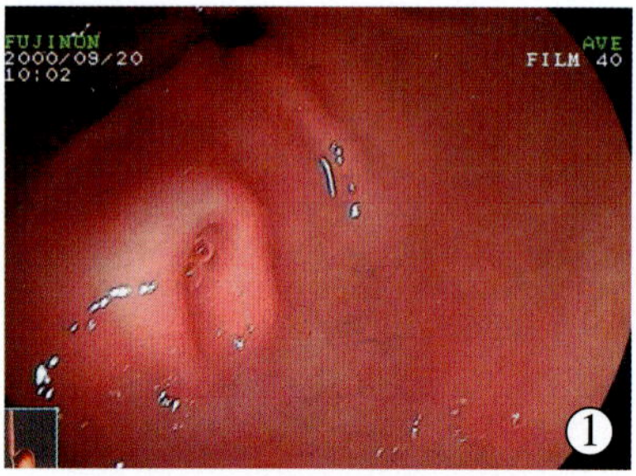

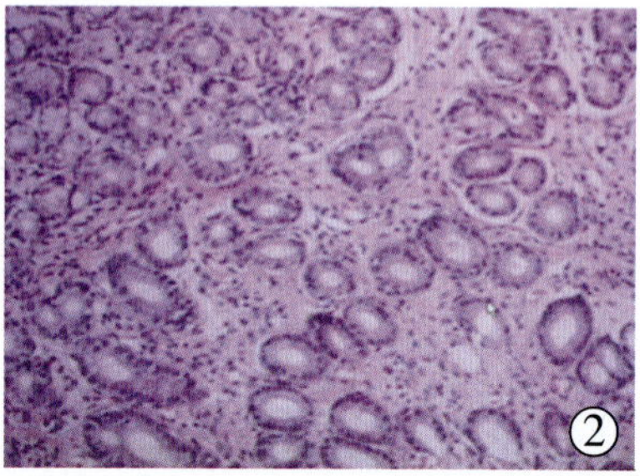

图1　胃镜：胃窦大弯可见椭圆形黏膜隆起，表面黏膜光滑，隆起中间可见裂隙状凹陷

图 2　病理：胃窦慢性炎

病例 14

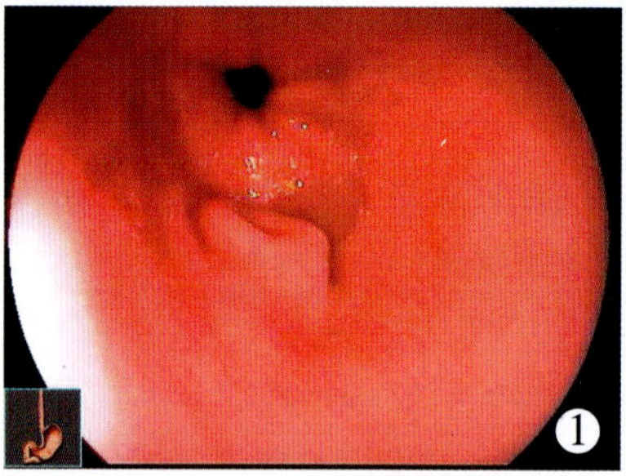

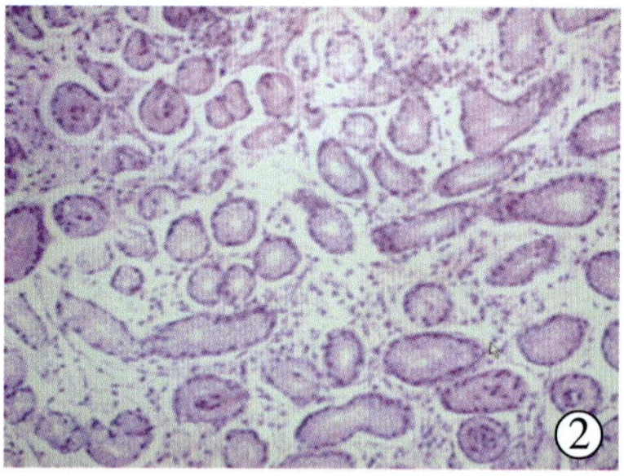

图 1　胃镜：胃窦大弯可见圆形隆起，病变中间有条样凹陷

图 2　病理：幽门型黏膜慢性炎

病例 15

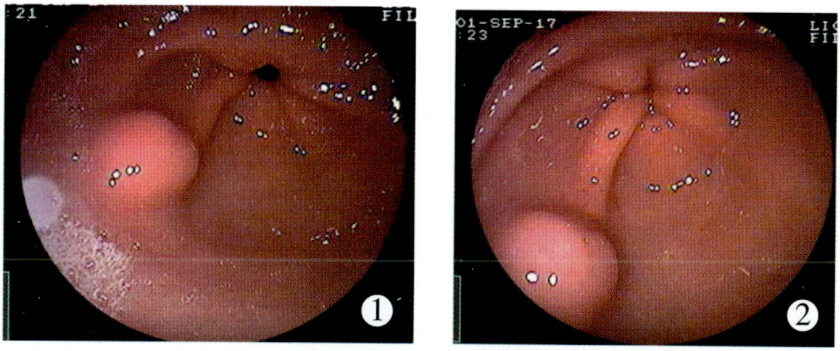

图 1 ～ 2　胃镜：胃窦大弯靠前壁可见圆形黏膜下隆起，表面黏膜光滑

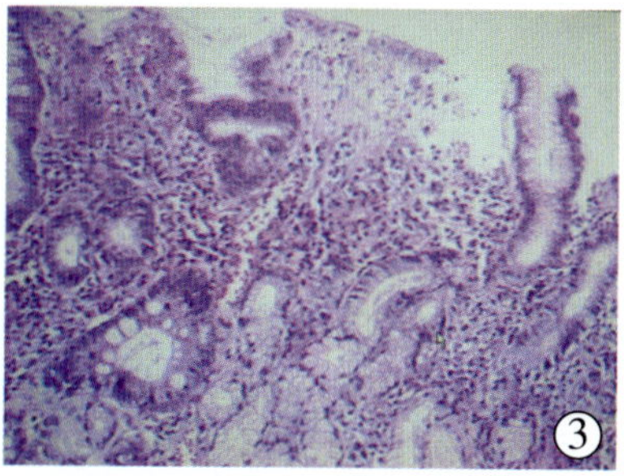

图3　病理：胃（窦）幽门型黏膜慢性炎伴急性炎，周边见较多嗜酸性粒细胞浸润

（此组病例由中国人民解放军总医院消化内科提供）

点评

以上 15 例胃窦黏膜下肿瘤，内镜下表现均为表面黏膜光滑，中心有凹陷，内镜超声均为低回声，但病理结果不一样，大部分为异位胰腺，但也有炎症性改变。内镜超声也难以鉴别异位胰腺还是炎症，故建议如胃镜下发现胃窦部黏膜下病变要求患者进行随诊、观察。

第三节　小肠和大肠

1. 克罗恩病

病例 1

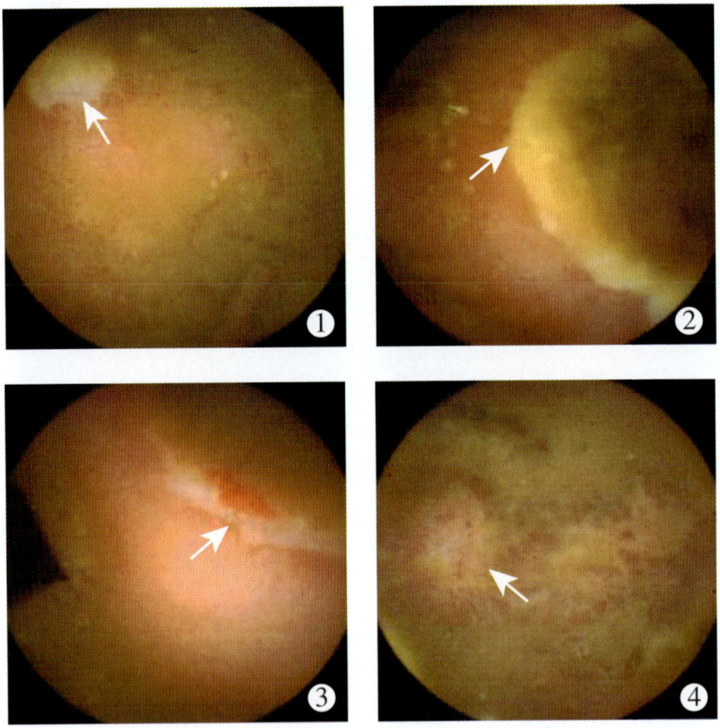

图1～4　胶囊内镜：小肠节段性多发溃疡，黏膜皱襞肿胀、充血、炎性渗出，诊断克罗恩病

（此病例由中国人民解放军总医院南楼消化内镜诊疗科提供）

病例 2

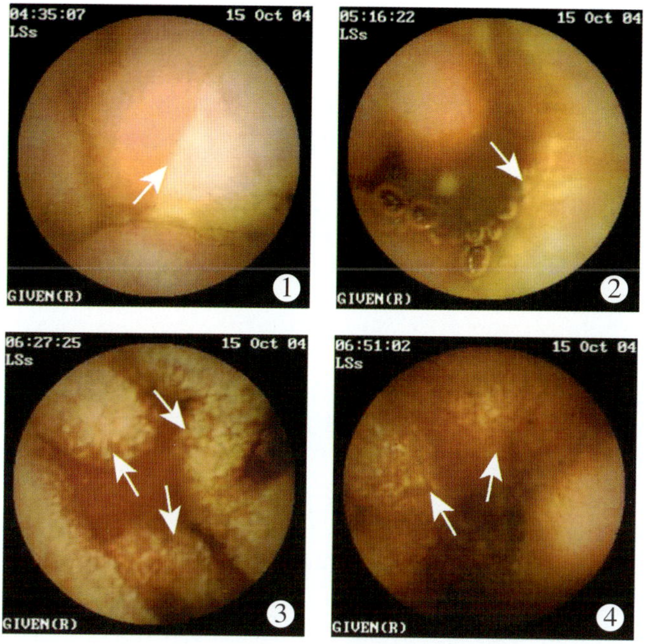

图 1 ～ 4　胶囊内镜示小肠节段性溃疡及狭窄，黏膜皱襞肿胀，小肠绒毛粗大、紊乱，肠腔内可见新鲜血迹

因胶囊嵌顿患者接受手术，术中见小肠节段性溃疡病变。

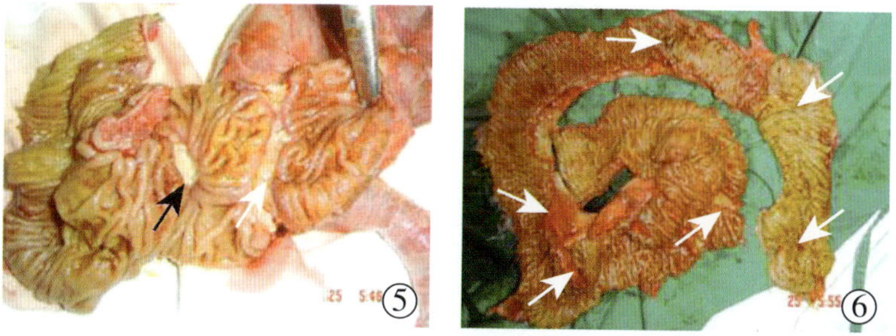

图5～6　白色箭头所示为溃疡，诊断克罗恩病（黑色箭头为胶囊）

（此病例由中国人民解放军总医院南楼消化内镜诊疗科提供）

点评

克罗恩病的临床表现为腹痛，胃镜、肠镜、全胃肠钡餐造影均未见异常的情况下应该检查小肠，可做小肠镜、胶囊内镜等。但胶囊内镜必须在排除肠梗阻的情况下进行，否则造成内镜在小肠内潴留而需进行手术（病例2显示胶囊内镜停留在小肠，用手术取出）。

2. 线虫

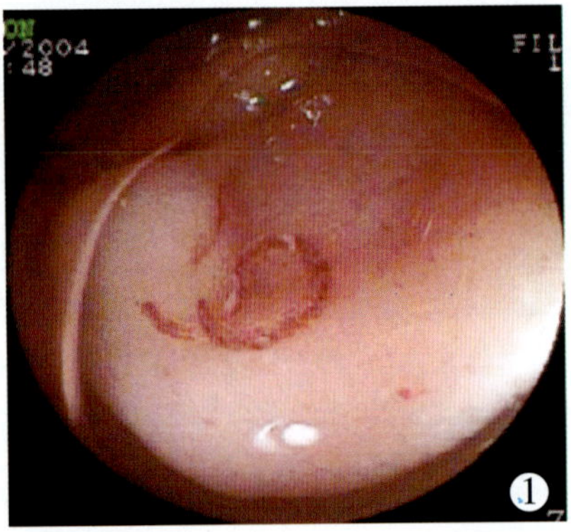

图1 双气囊小肠镜：空肠内见数十条红色、活动线虫，取出送检报告为十二指肠钩口线虫

（此病例由中国人民解放军空军总医院消化内科提供）

3. 蛔虫

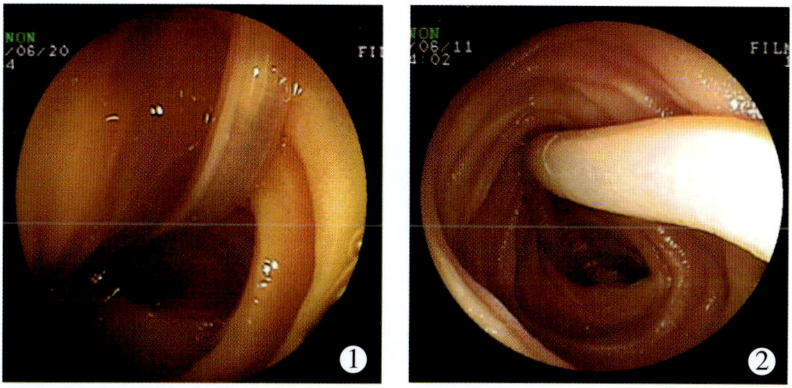

图 1 ~ 2　双气囊小肠镜：显示空肠内蛔虫

（此病例由北京协和医院消化内科提供）

4. 鞭虫

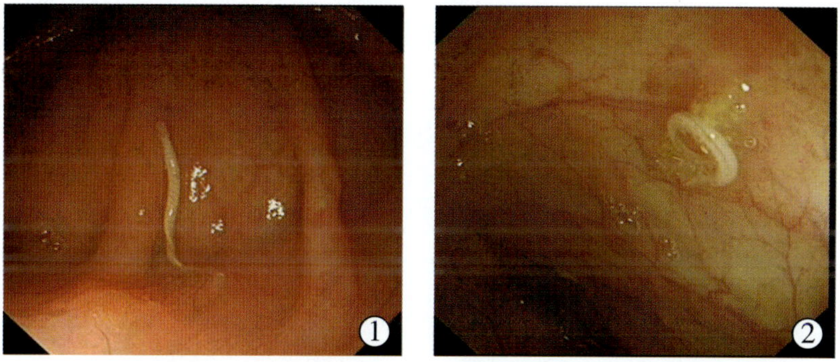

图 1 ~ 2　结肠镜：结肠黏膜略充血，可见白色条状虫体

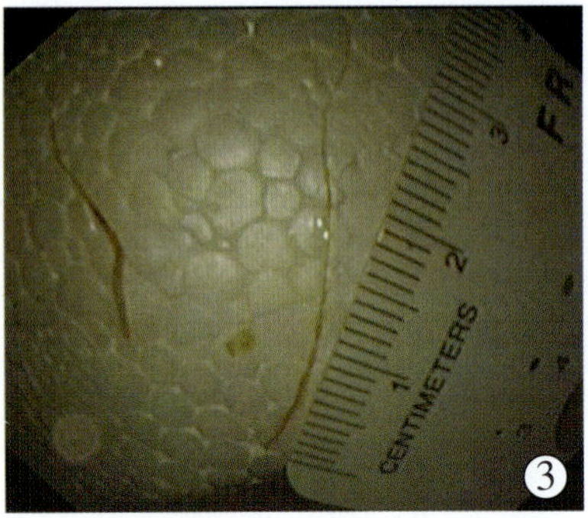

图 3　测量鞭虫虫体长度约为 3cm

（此病例由北京友谊医院消化内科提供）

点评

随着我国国民经济水平的提高，寄生虫病发生率下降，但对腹痛原因不明者先做大便寄生虫检查、全消化道钡餐检查，若检查均为阴性，则建议做小肠镜或结肠镜检查。

5．Peutz-Jeghers 综合征

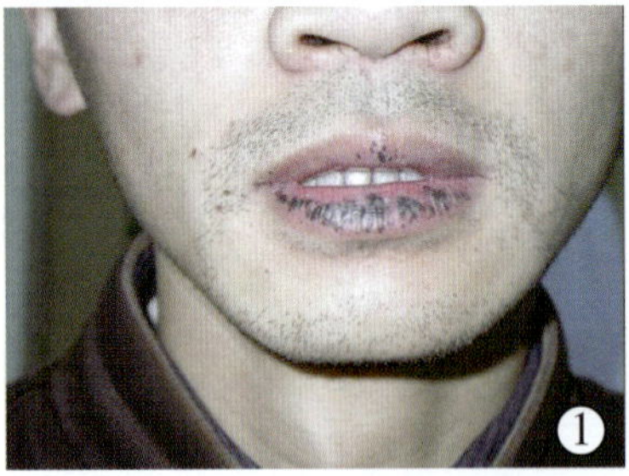

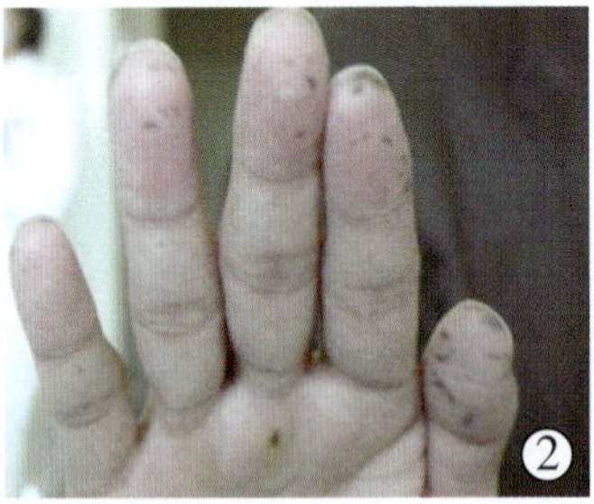

图 1 ～ 2　口唇及四肢末段多发点片状黑色素沉着

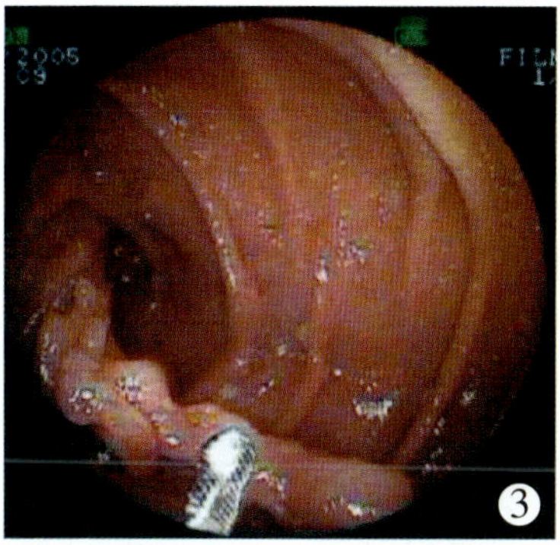

图 3　双气囊小肠镜：小肠多发息肉，表面充血、分叶状，部分为长蒂

（此病例由中国人民解放军空军总医院消化内科提供）

点评

Peutz-Jeghers综合征为遗传性疾病，若口唇、四肢出现色素沉着，应警惕该病的可能，可做消化道内镜检查，观察有无多发性息肉，并可在内镜下切除。

6. 出血坏死性小肠炎

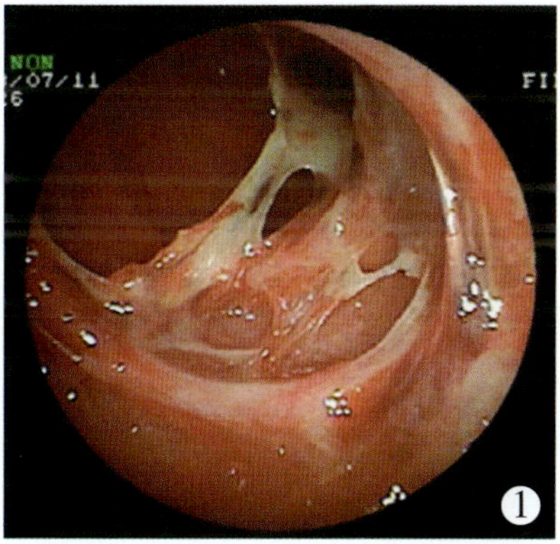

图1　双气囊小肠镜：显示空肠黏膜充血、水肿，伴有坏死炎性渗出物，结合临床，最后诊断为出血坏死性小肠炎

（此病例由北京协和医院消化内科提供）

点评

患者急性腹痛，伴有便血或仅有大便潜血阳性，胃镜、结肠镜检查未见异常，在有条件的情况下，建议做小肠镜检查，以明确诊断。

7. 过敏性紫癜

病例 1

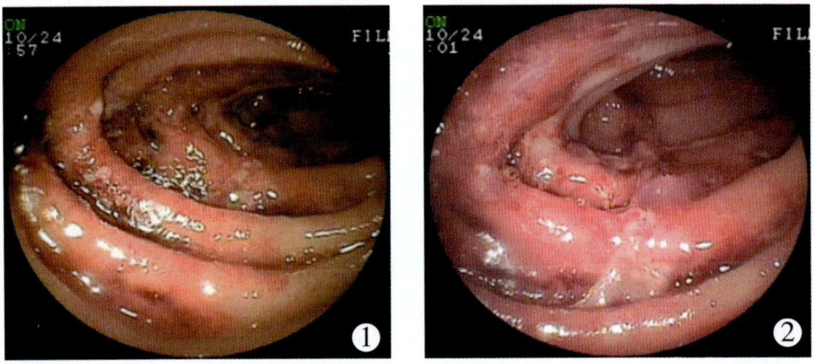

图1～2 双气囊小肠镜：显示黏膜充血、水肿，伴有出血，结合临床最后诊断为小肠过敏性紫癜

病例 2

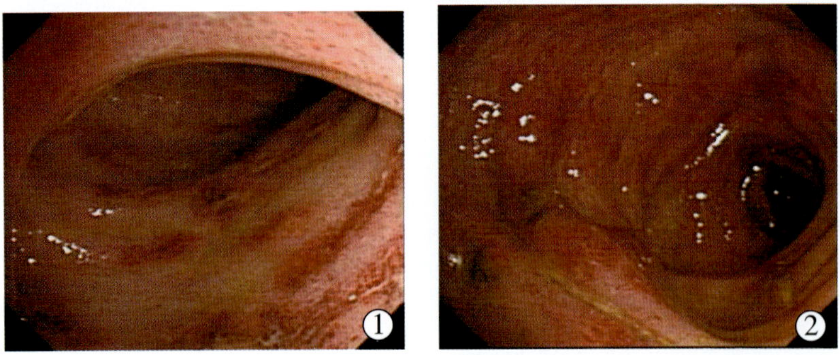

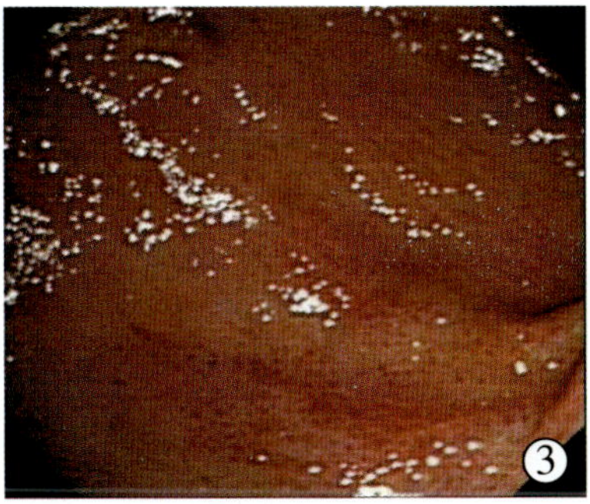

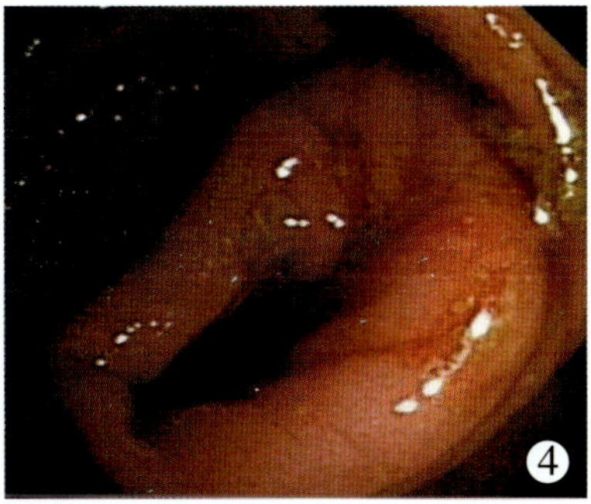

图 1 ~ 3　回肠末端黏膜显示条状出血带

图 4　回盲瓣黏膜充血、肿胀、条状出血带及浅溃疡

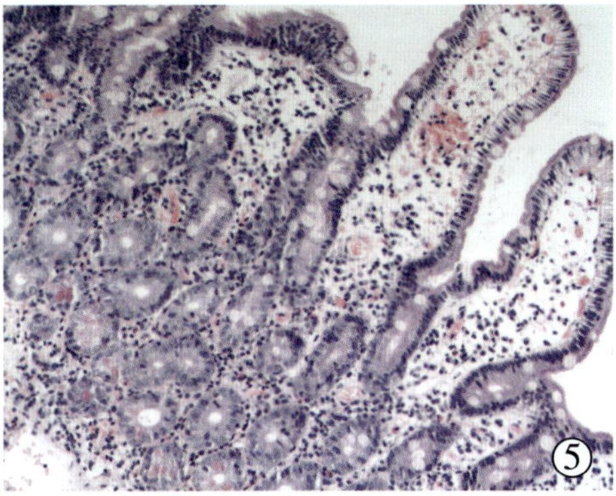

图 5　肠黏膜间质出血（HE ×10）

（此病例由北京协和医院消化内科提供）

点评

过敏性紫癜腹痛较重，临床上考虑为过敏性紫癜腹痛型，若要明确诊断可进行小肠镜、结肠镜检查。

第2章　病例点评

第一节　食管疾病

1. 剥脱性食管炎

病例1　女性，34岁，因呕血18小时就诊。18小时前患者在进食硬性食物（烧饼）时感胸骨后硬物滑过，即感隐痛不适、剧烈咳嗽、恶心、呕吐，呕吐物初为所进食物，后为暗红色血液，量约200ml。就诊时查中度贫血貌，腹软，无压痛、反跳痛，肝、脾未及，肠鸣音正常。实验室检查：Hb 66g/L。

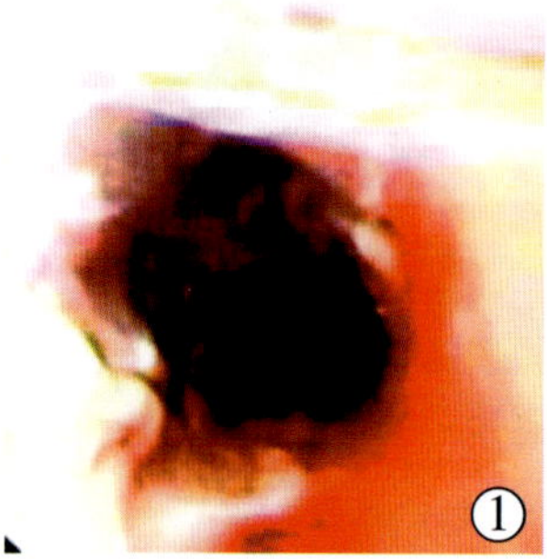

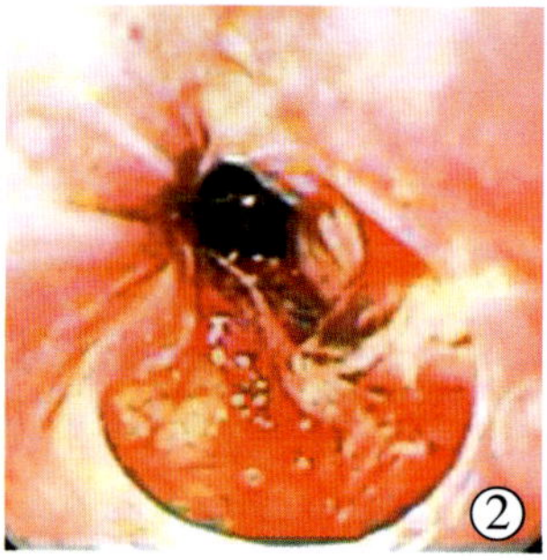

图1　胃镜：距门齿30～35cm前壁部分食管黏膜呈纵行不规则游离的结节样隆起，色泽灰蓝

图2　胃镜：距门齿38cm至贲门口边左侧壁及前壁黏膜破溃，呈沟壑状外翻，局部黏膜脱落，脱落部位可见红色粗糙面，见片状渗血

给予禁食、止血、抑酸、食管黏膜保护药、抗感染及支持治疗。入院第3天感胸骨后疼痛减轻，第4天开始进流质饮食，1个月后复查胃镜示食管黏膜已完全修复。

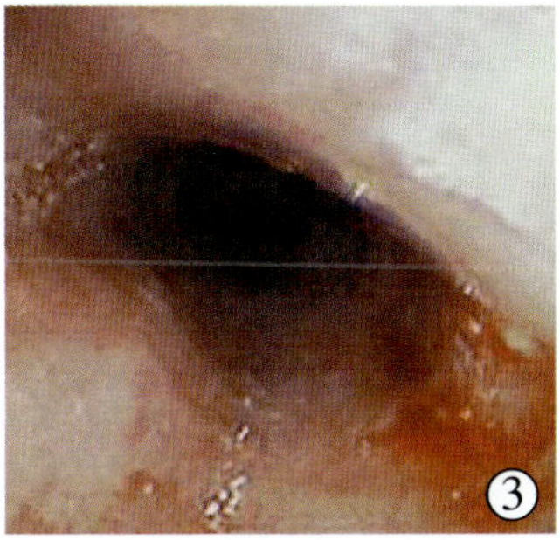

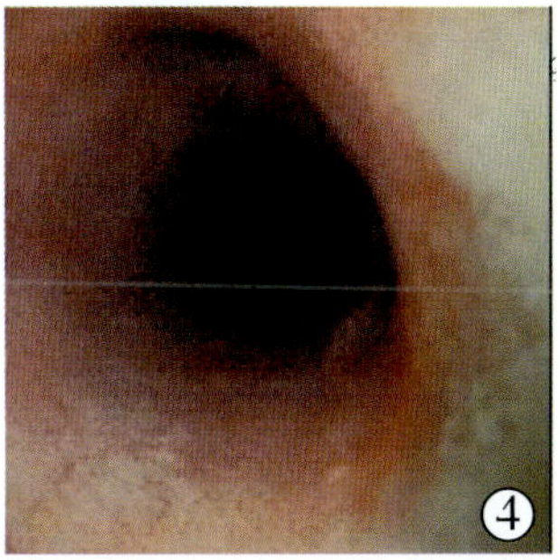

图3　第 14 天复查胃镜：食管黏膜大部分复生，呈淡红色，见片状糜烂
图 4　1 个月后复查胃镜：食管黏膜已完全修复

诊断

剥脱性食管炎

（此病例由首都医科大学附属宣武医院消化内科提供）

病例 2　男性，26 岁，因呕血 6 小时就诊。患者 6 小时前服药后诱发恶心、呕吐，呕吐物初为胃内容物，后为鲜红色血液，量约400ml，未见呕吐物中有膜状物，无黑便，有胸骨后疼痛。查体：腹软，无压痛，肝、脾未及。实验室检查：Hb 7.0g/L。

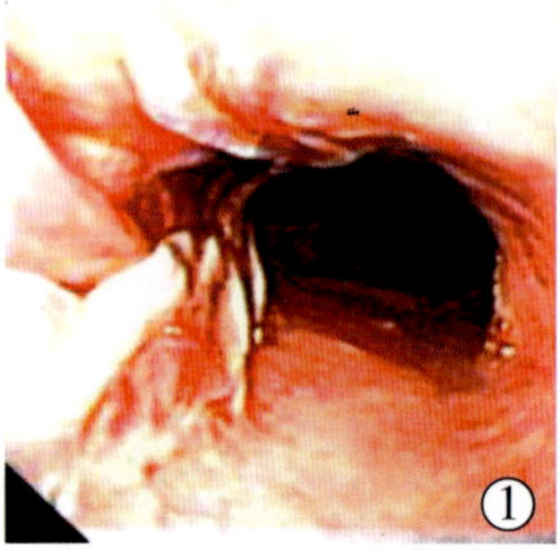

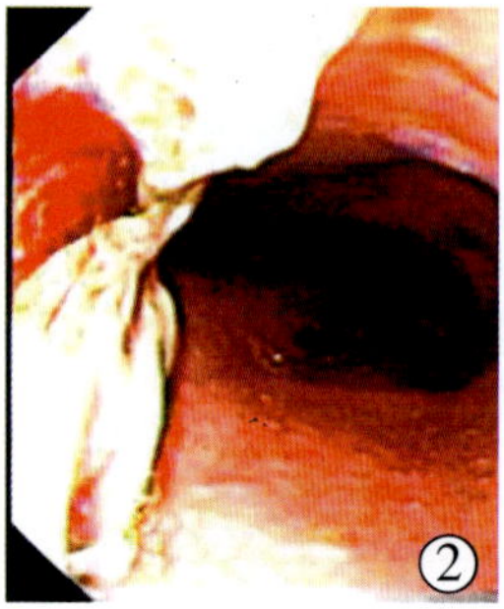

图1　胃镜：距门齿20～26cm处食管右侧壁、前壁、左侧壁黏膜呈游离的结节样隆起，色泽灰蓝

图2　胃镜：距门齿26cm处食管黏膜游离呈桥状，其下见红色粗糙面及活动性渗血

给予禁食、抑酸、止血、抗感染和支持治疗。第2天感胸骨后疼痛减轻，第4天开始进流质饮食。第20天复查胃镜示病变处食管黏膜呈淡红色，光滑，与周围黏膜基本一致。

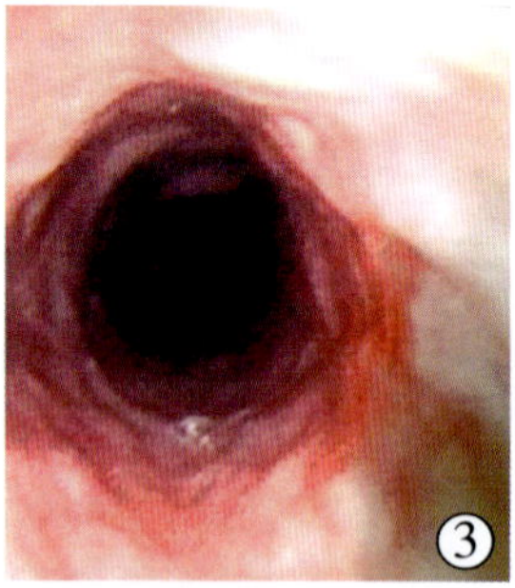

图3　胃镜：原病变处食管黏膜呈淡红色，光滑，与周围黏膜基本一致

诊断

剥脱性食管炎

（此病例由首都医科大学附属宣武医院消化内科提供）

点评

剥脱性食管炎为一种少见病，可发生于任何年龄，以中青年居多。病因尚不清楚，大多认为其发病与吞食干硬粗糙食物（如鱼刺、骨片）或进食过速有关。典型临床表现为：突然出现吞咽痛及胸骨后痛，呕吐大量鲜血，胃镜可见长短不等的食管黏膜糜烂、溃疡、渗血及大片黏膜缺失或游离于食管腔内，有时可吐出管状膜性物悬于口外。治疗及预后：本病预后良好，一般经2～3周可愈。治疗措施包括禁食、止痛、抑酸、止血、保护食管黏膜、补液及抗感染等。

（张泰昌）

2. 克罗恩病

病例 1　男性，41 岁，因胸骨后疼痛 2 个月就诊。

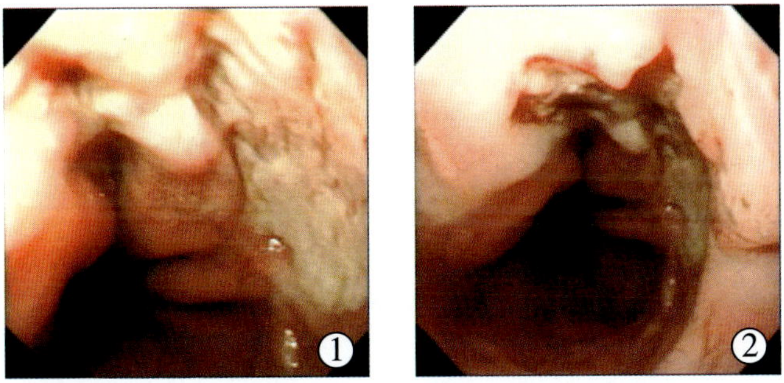

图1～2　胃镜：食管下段后壁可见一溃疡，较大，底部有干净白苔，周围黏膜基本正常

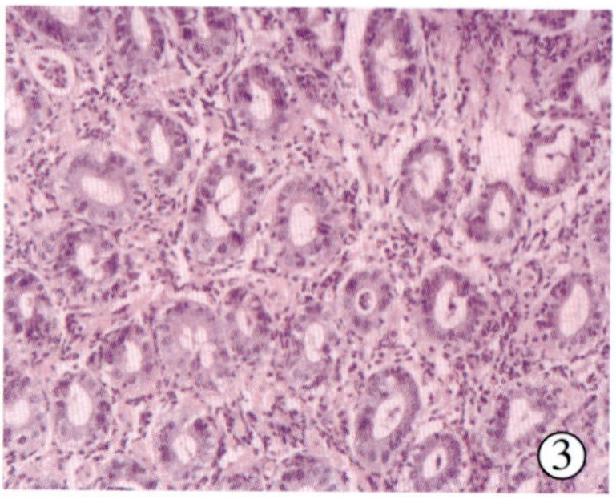

图 3　病理（胃底 - 体交界）：胃黏膜显急性及慢性炎，腺上皮增生

诊断

临床诊断：克罗恩病可能性大

（此病例由北京协和医院消化内科提供）

病例 2　男性，52 岁，因胸骨后疼痛伴哽噎感 3 个月就诊。

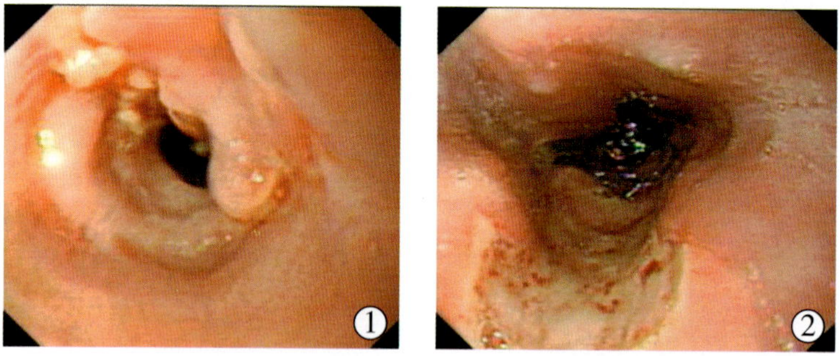

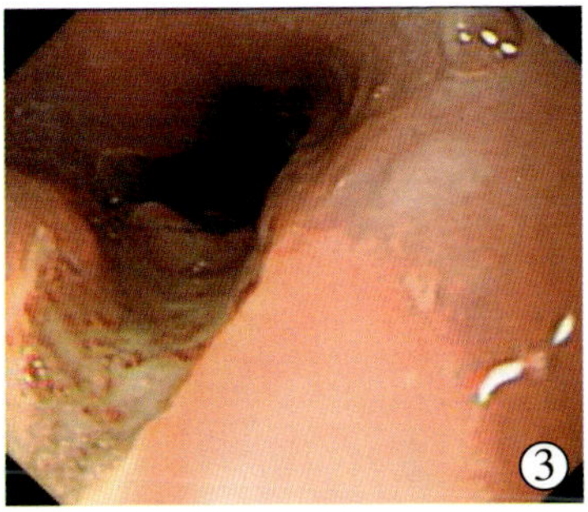

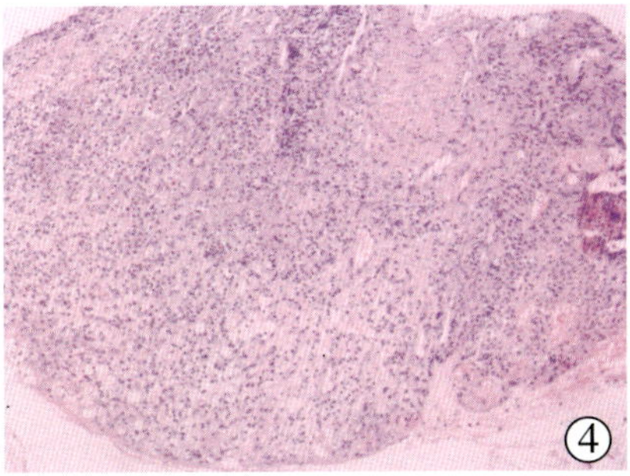

图1～3　胃镜：食管壁可见多发溃疡，溃疡较大，底部较平，有干净白苔，周围黏膜基本正常

图 4　病理（食管）：炎性渗出物及肉芽组织

诊断

临床诊断：克罗恩病

（此病例由北京协和医院消化内科提供）

点评

克罗恩病（Crohn disease）是一种不明原因的非特异性炎症，可累及全消化道，局限于食管罕见（$< 1\%$），多同时累及回肠和结肠。累及食管时的表现为：吞咽困难、吞咽疼痛伴胸骨后疼痛。内镜：早期表现为黏膜充血、水肿、糜烂、多发性阿弗他溃疡或大溃疡，周围黏膜肿胀。进展期为黏膜皱襞结节状或鹅卵石样改变、假息肉的形成、管腔狭窄和瘘管的形成。病理：非特异性炎症，少数可有非干酪样肉芽肿。

（杨爱明）

3．Behcet 病

男性，40 岁，因反复口腔溃疡 9 年，伴发热、胸骨后疼痛就诊，半年前曾因为腹痛诊断小肠穿孔而行手术治疗。既往有反复发作的口腔溃疡史，院外曾做口腔溃疡病理活检。

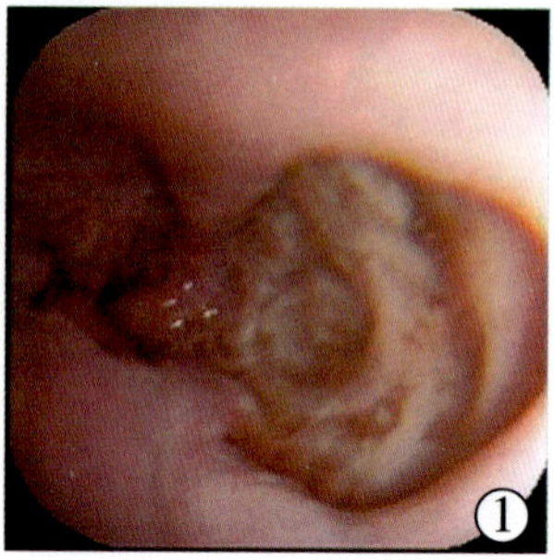

图1　胃镜：食管下段溃疡，溃疡底部干净，未见明显苔样物，周围黏膜正常

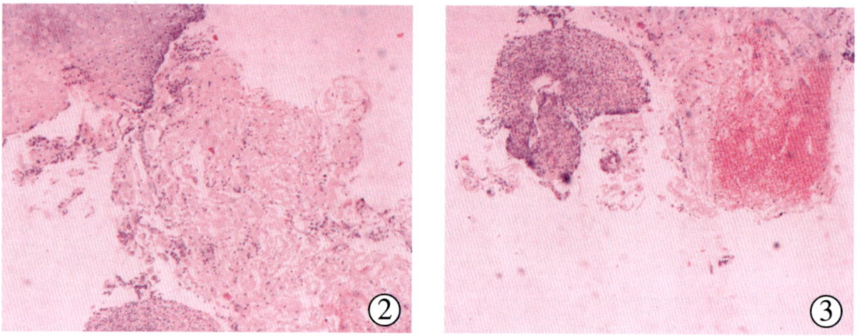

图 2 ～ 3　病理：食管坏死物及鳞状上皮黏膜显慢性炎

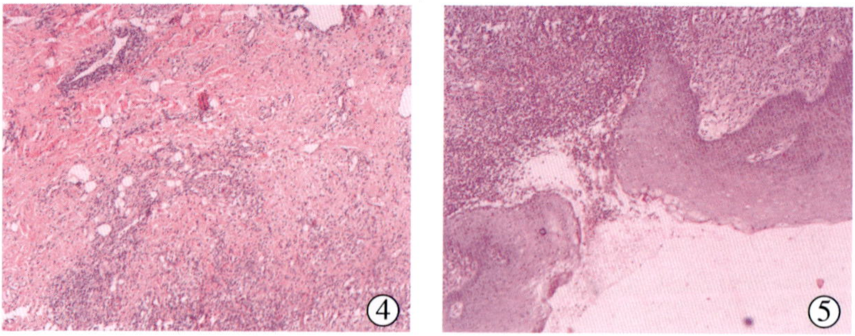

图 4 ～ 5　病理（口腔溃疡活检）：被覆鳞状上皮之黏膜显急性、慢性炎，有小溃疡形成，溃疡附近部分血管壁增厚，管壁及管周有慢性炎细胞浸润

诊断

Behcet 病

（此病例由北京协和医院消化内科提供）

点评

Behcet 病是以血管炎为病理基础的自身免疫性疾病。主要表现为反复发作的痛性口腔溃疡、外阴溃疡和眼炎等。好发于青少年，可累及消化系统。食管Behcet病以吞咽疼痛、吞咽困难、胸骨后疼痛为主要临床表现。内镜表现为黏膜水肿、糜烂、溃疡，溃疡为圆形，上有白苔，溃疡边红，可有食管狭窄、瘘管形成。病理为非特异性炎症、黏膜坏死、肉芽肿，极个别可以发现血管炎。激素治疗可以减轻症状但对愈合无效。

（杨爱明）

4. 食管溃疡

女性，49岁，哽噎半年，加重1个月就诊。外院胃镜及上消化道造影疑非霍奇金淋巴瘤。

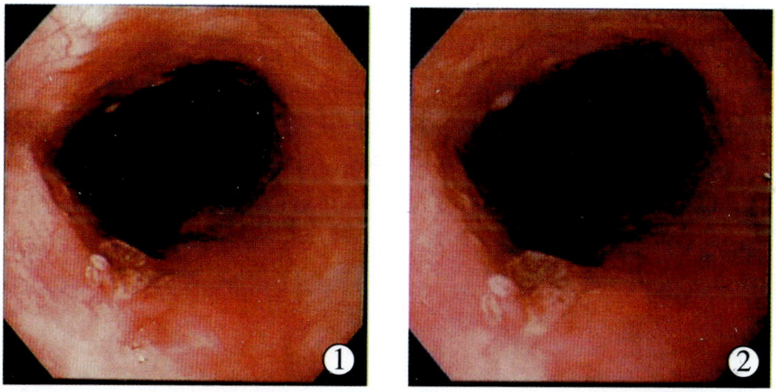

图1～2　2001年6月1日内镜检查：距门齿28cm食管7点位黏膜内隆起，表面糜烂

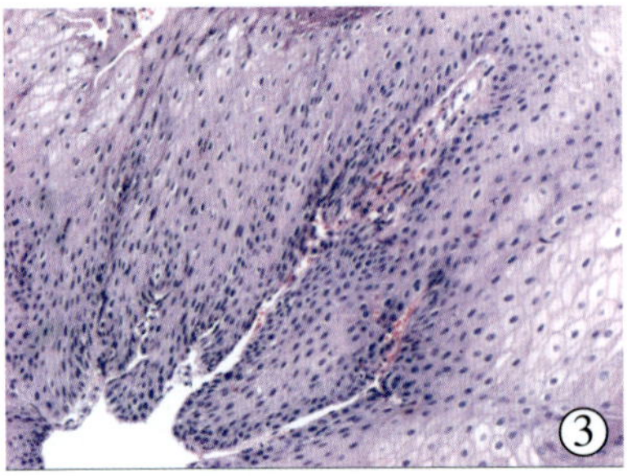
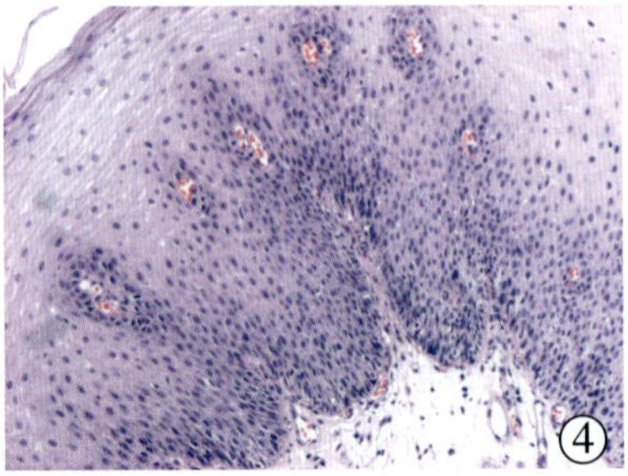

图 3 ～ 4　局部活检病理：食管黏膜组织炎症

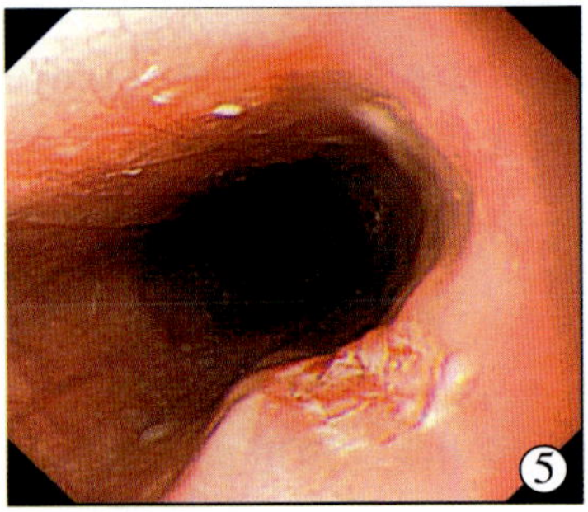

图 5　2001 年 12 月 18 日复查内镜：距门齿 28 ～ 29cm 食管 5 ～ 6 点位黏膜呈瘢痕样改变， 距门齿 34cm 食管 5 点位有浅溃疡，进行活检

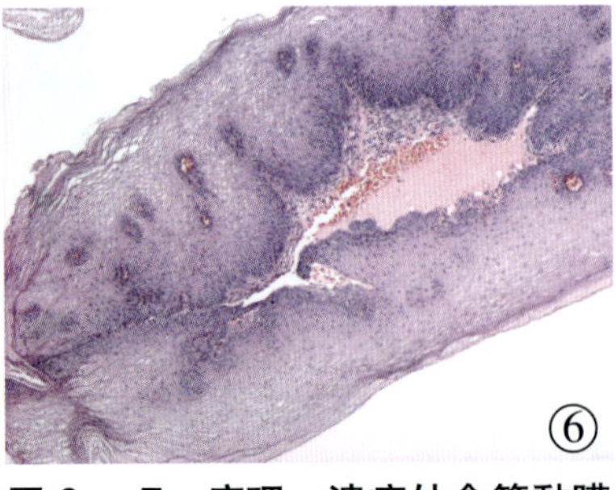
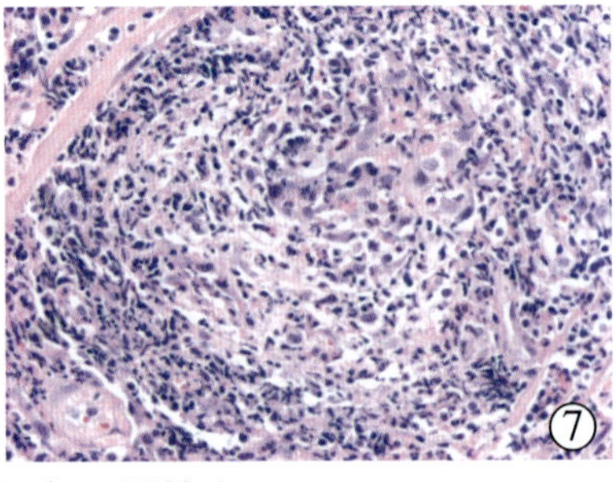

图 6 ～ 7　病理：溃疡处食管黏膜组织急、慢性炎

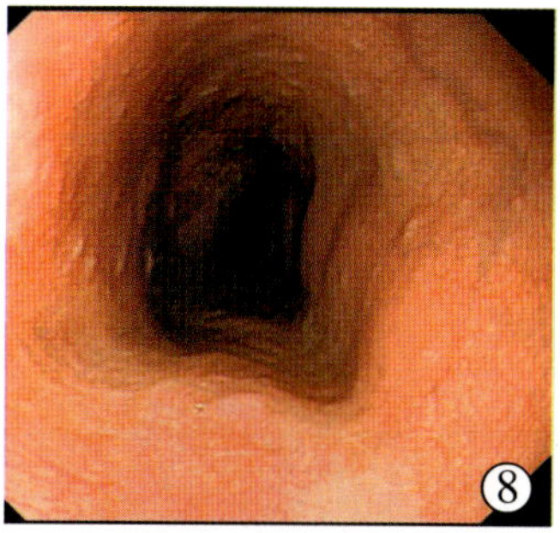

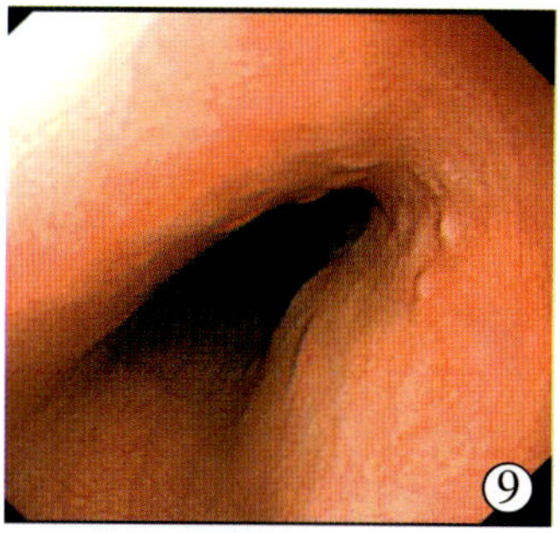

图 8　一年半后内镜检查：距门齿 27 ~ 28cm 食管 6 ~ 8 点位黏膜呈瘢痕样改变

图 9　一年半后内镜检查：距门齿 34 ~ 35cm 食管 11 ~ 3 点位黏膜呈瘢痕样改变

诊断

食管溃疡

（此组病例由中国医学科学院肿瘤医院内镜科提供）

点评

内镜下发现食管溃疡，如果形态学上没有食管癌的表现，进行组织病理学检查除外食管癌后，有以下几种情况需要考虑：克罗恩病、白塞病、结核病及少见的黏膜下浸润的食管癌，以及食管外纵隔病变浸润引起的溃疡，如肿大的淋巴结、淋巴结结核等。因此，要结合临床了解有否食管外的病变，进行内镜下超声、CT 检查，以了解病变主要位于食管壁内或管腔外有无纵隔的其他病变存在，必要时进行内镜超声引导下穿刺活检获得组织、细胞学的诊断。第一次活检如果未能明确诊断，可能需要内镜随诊和再次活检。

（杨爱明）

5. 真菌性食管炎

男性，32 岁，胸骨后疼痛伴反酸、烧心 3 个月就诊。

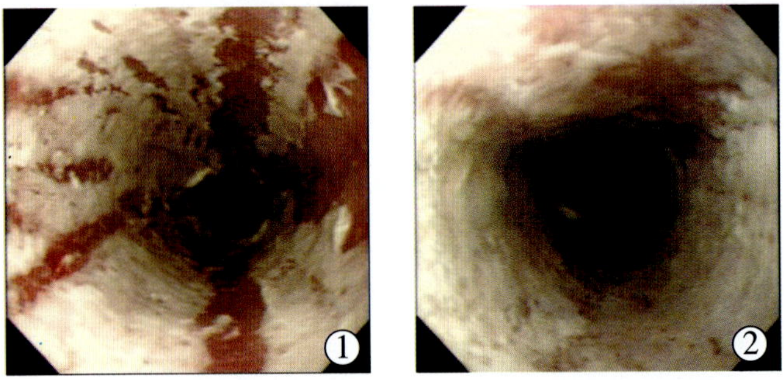

图 1 ～ 2　胃镜：食管黏膜覆盖大量白苔样物，取活检

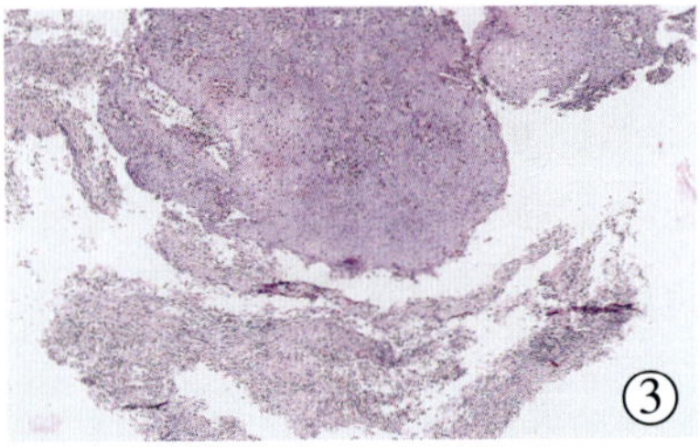

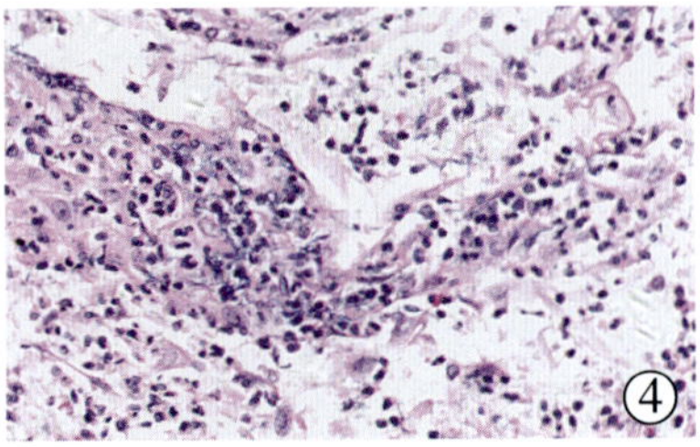

图 3　病理：食管鳞状上皮黏膜显急性炎，有炎性渗出物

图 4　病理：高倍镜见炎性渗出物中有真菌菌丝

病理显示为真菌，后继续追踪发现 HIV 抗体阳性。

诊断

真菌性食管炎，HIV 感染

（此病例由北京协和医院消化内科提供）

点评

食管是获得性免疫缺陷综合征（艾滋病）患者条件致病菌性感染最常见的靶器官，食管病变甚至可以是艾滋病的首发表现。当艾滋病患者出现食管病变时，其主要表现为吞咽困难、吞咽疼痛等。这类食管机会感染是严重免疫功能缺陷的表现，它的出现提示疾病预后不良，而假丝酵母菌是其中最常见的病原体，发生率为 42% ～ 79%。

（杨爱明）

6. 食管息肉

病例 1　男性，49 岁，因查体胃镜发现距贲门 39 ～ 40cm 息肉样肿物就诊。

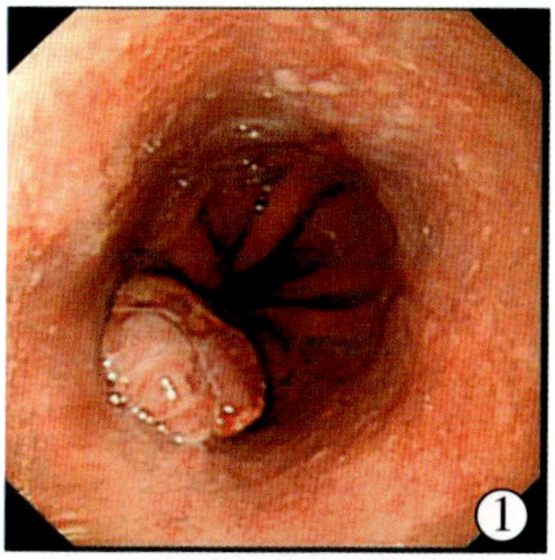

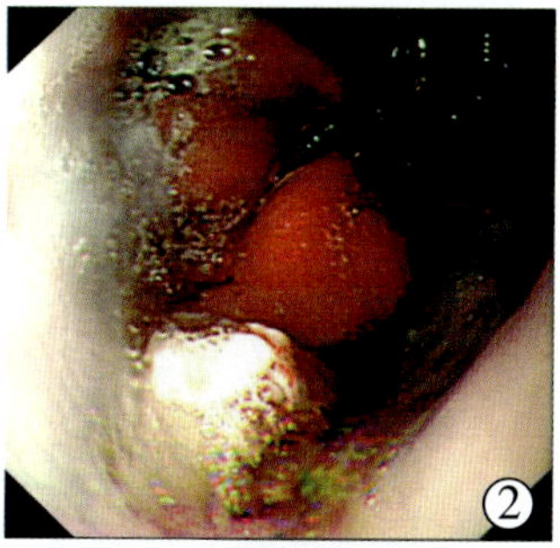

图 1　胃镜：距门齿 40cm 7 点位食管宽基息肉样病变

图 2　胃镜：距门齿 40 ～ 41cm 食管黏膜呈放射状糜烂

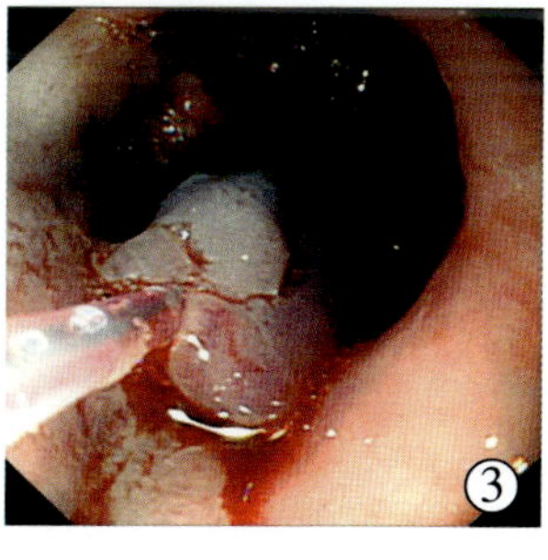

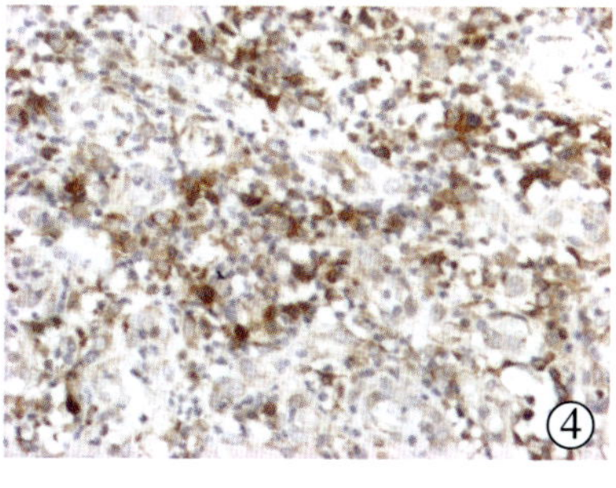

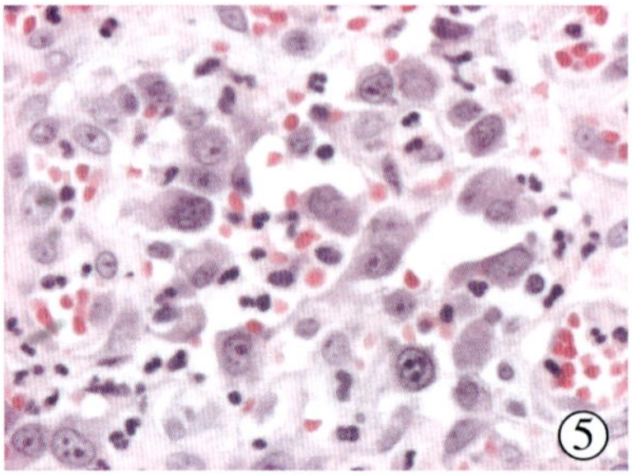

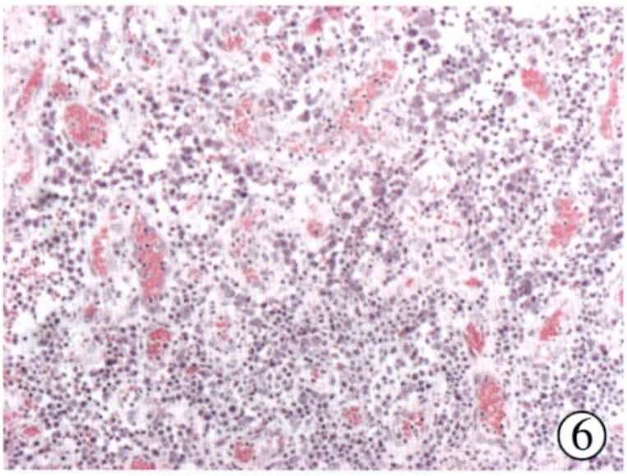

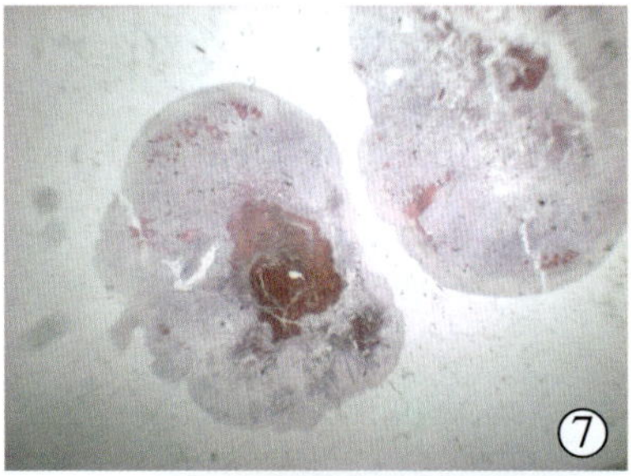

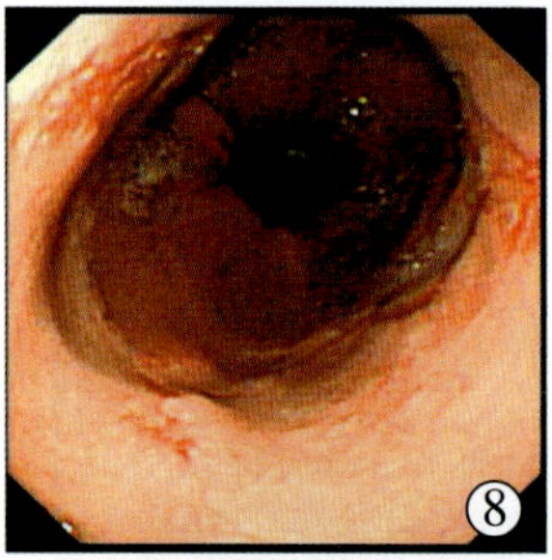

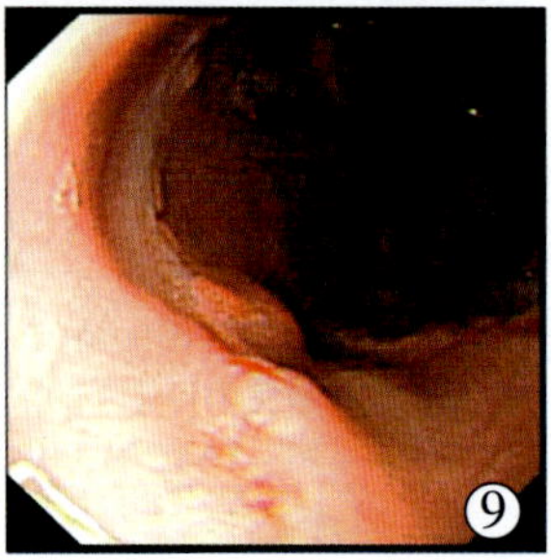

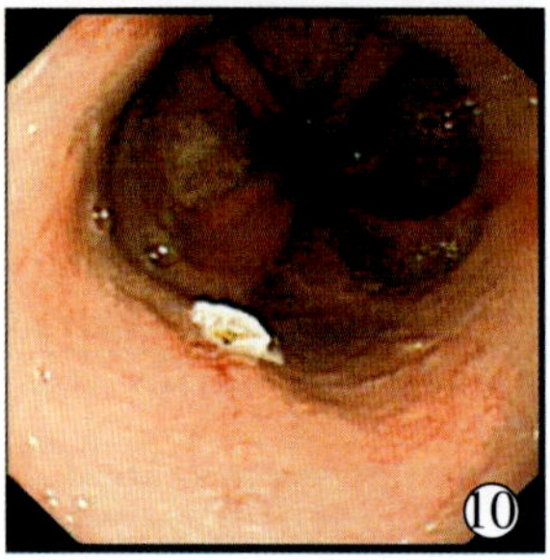

图 3　内镜下切除

图4～7　病理：食管息肉，间质伴异型细胞，S-100（+/－），AE1/AE3（－），NSE（++），Actin（－），Desmin（－）

图 8 ～ 10　3 个月后内镜检查：距门齿 40cm 7 点位呈瘢痕样改变，瘢痕周围黏膜略粗糙，行 APC 治疗

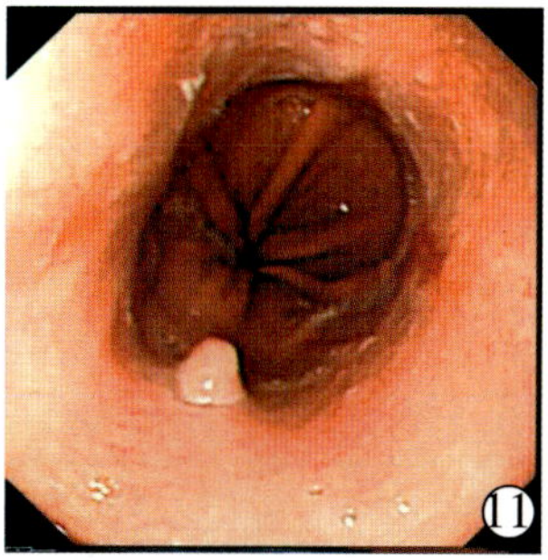
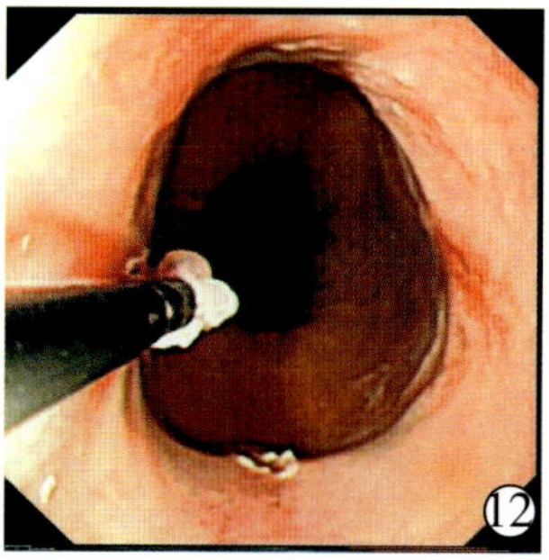

图 11　1 年 2 个月后内镜检查：距门齿 40cm 食管 7 点位息肉样病变
图 12　内镜下息肉切除

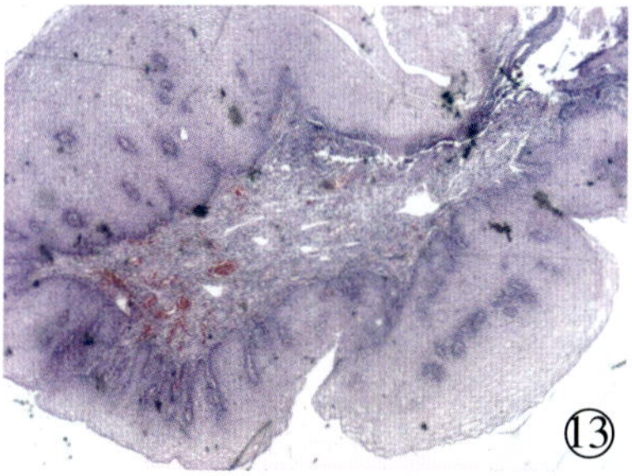
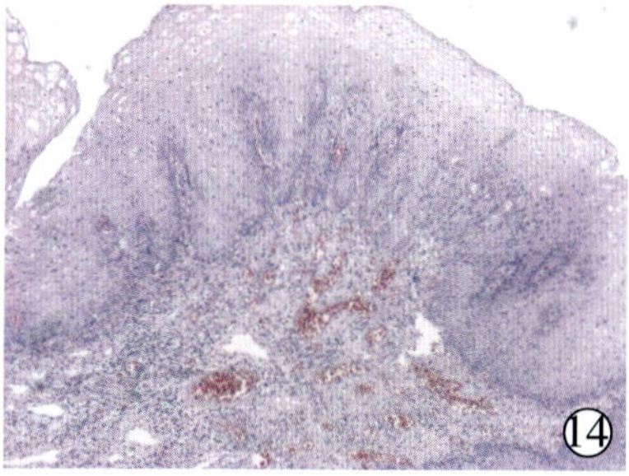

图 13 ～ 14　术后病理：食管黏膜炎症

诊断

食管息肉

（此病例由中国医学科学院肿瘤医院消化内科提供）

病例 2 男性，50 岁，因胸骨后烧灼痛 2 个月就诊。

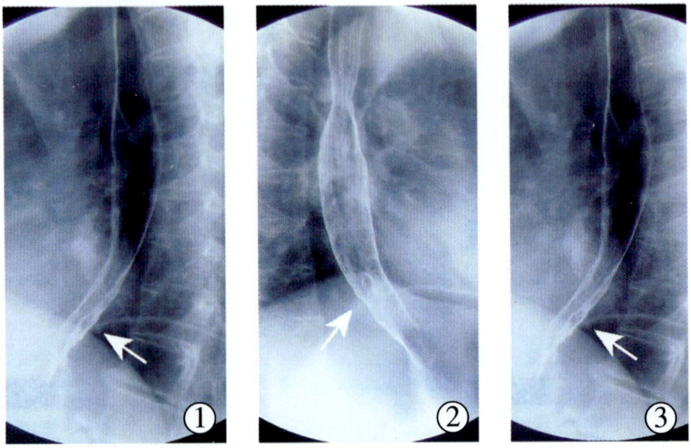

图 1 ～ 3　上消化道造影：食管下段小充盈缺损

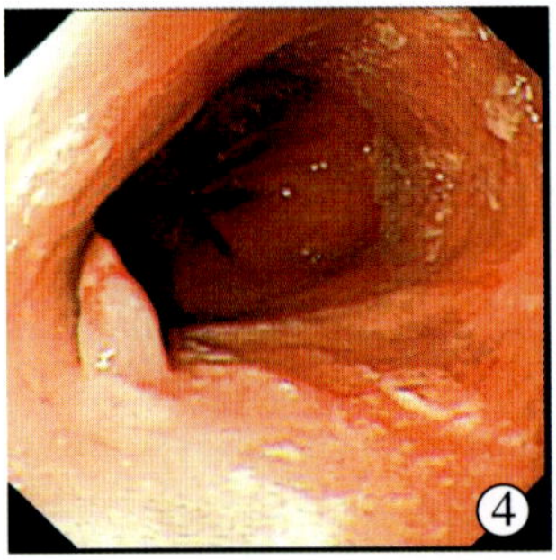

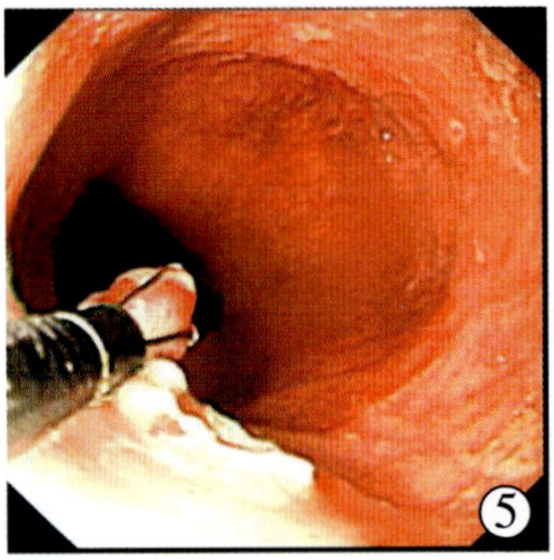

图 4　胃镜：距门齿 33 ～ 37cm 食管黏膜放射状糜烂，距门齿 36cm 食管 5 点位息肉样隆起

图 5　内镜下息肉切除

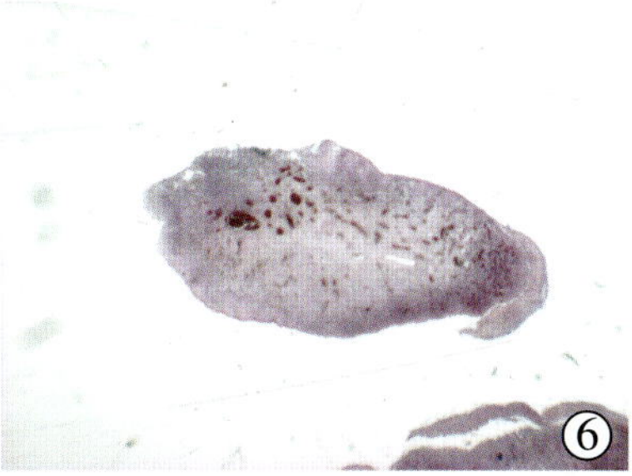

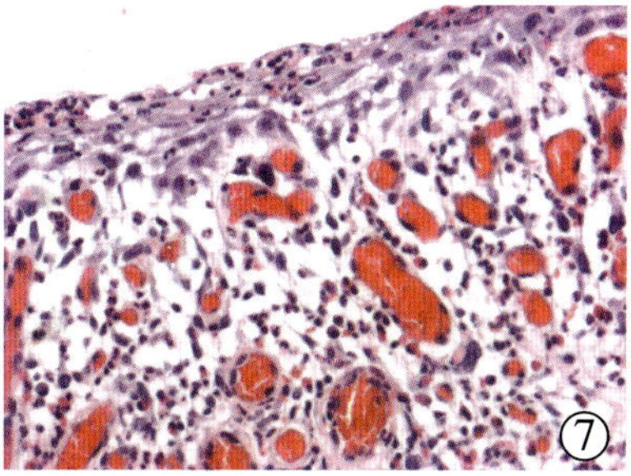

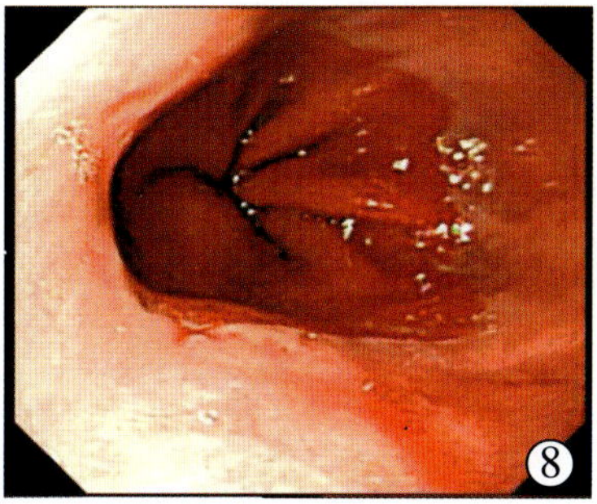

图 6 ～ 7　术后病理：炎性肉芽组织

图8　半年后胃镜复查：距门齿36cm食管5点位黏膜呈瘢痕样改变，瘢痕周围黏膜光滑、完整

诊断

食管息肉

（此病例由中国医学科学院肿瘤医院内镜科提供）

点评

胃镜常可见到贲门口齿状线周围的息肉样隆起，尤其在食管裂孔疝的情况更为常见，质软。内镜下对息肉切除进行活检以除外恶性病变是必要的。不过在这个部位的病变，文献并没有进行大宗的报道。因此，是否有癌变的可能还需要进一步研究。

（杨爱明）

7. 食管早癌

男性，49岁，因胸骨后烧灼感2个月就诊。

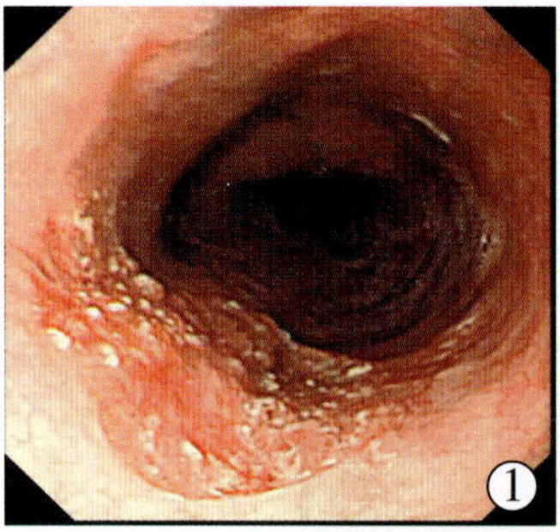

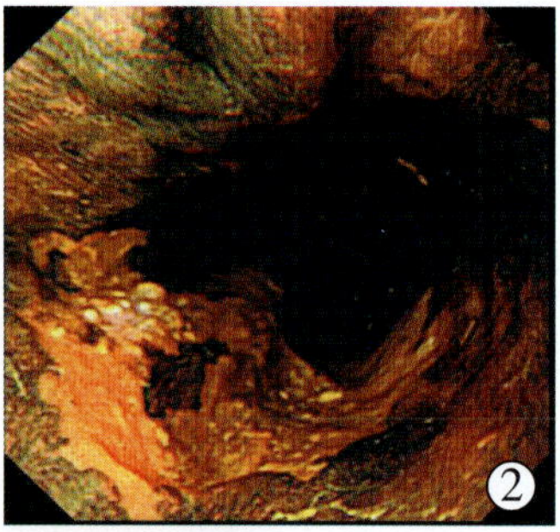

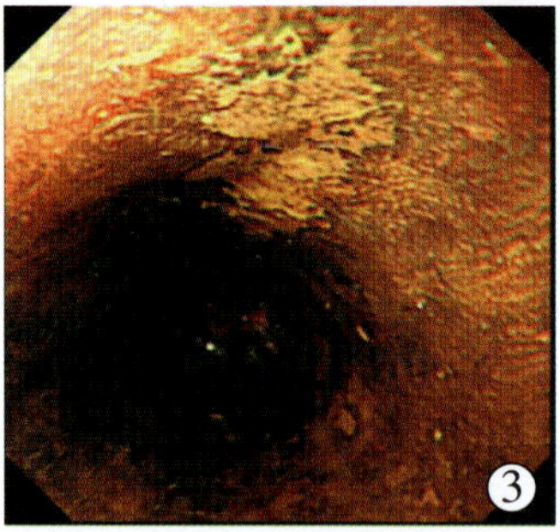

图1～2　胃镜：距门齿30～31cm及食管30～31cm 4～7点位黏膜糜烂，碘染色阳性

图3　胃镜：距门齿37cm 12点位碘染色阳性

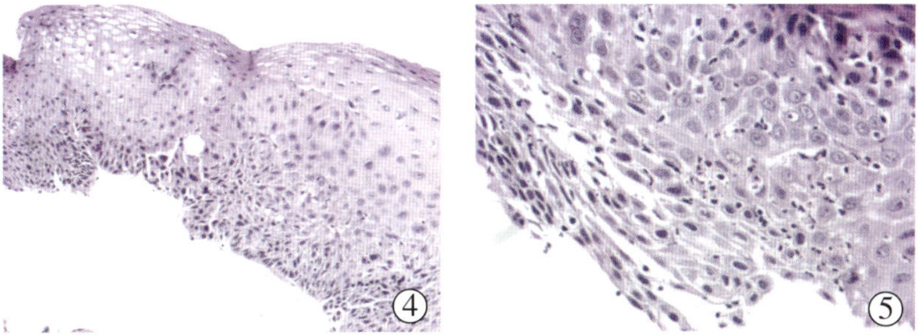

图 4 ～ 5　病理：中至重度不典型增生

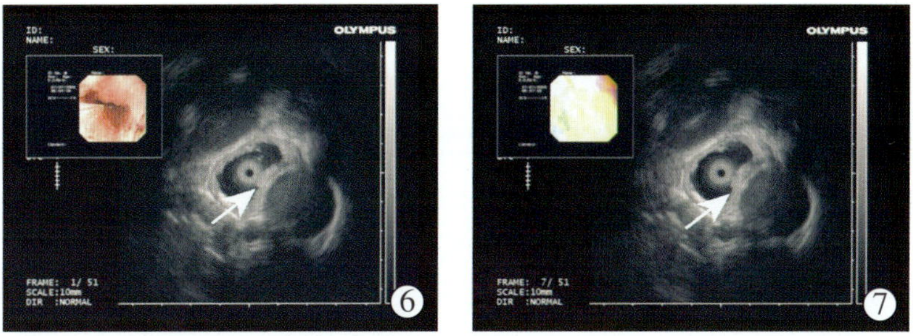

图6～7　内镜超声：病变局部黏膜增厚，呈低回声，病变深度达黏膜全层，黏膜下及固有肌层未见明显浸润

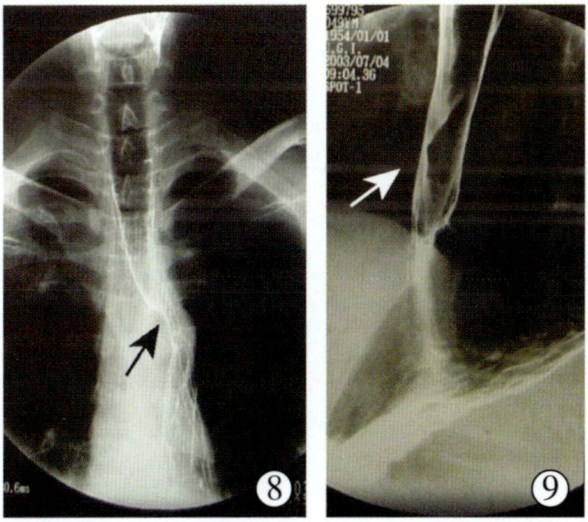

图8～9　上消化道造影：局部黏膜增厚

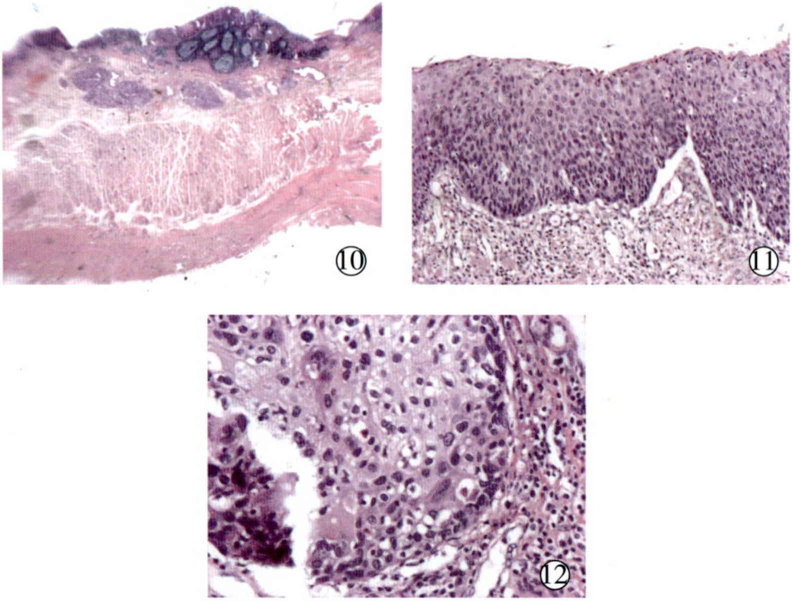

图 10 ~ 12　手术后病理：早期糜烂型中分化鳞癌，位于黏膜层，未累及黏膜肌层，为原位癌

诊断

食管癌（早期）

（此组病例由中国医学科学院肿瘤医院内镜科提供）

点评

早期食管癌在临床上多无明显食管症状，肿瘤普查或因其他原因进行上消化道内镜检查时，如发现食管黏膜出现局限性边界清楚的红色区域、黏膜混浊、黏膜下血管网模糊或消失，黏膜呈颗粒样改变、结节、斑块或糜烂，应该高度警惕早期癌的可能。染色内镜便于明确病变的范围，提高活检的阳性率。病理活检出现重度不典型增生时，临床应按照早期癌来处理。内镜下超声检查，组织癌变时超声呈现低回声的表现，通过观察低回声病变所侵及的深度可以判断病变的浸润深度，同时还可以对食管周围检查明确有无肿大淋巴结。如果病变浸润在黏膜层内，没有淋巴结转移，可以考虑进行内镜下肿瘤切除。

（杨爱明）

第二节　胃疾病

1．异位胰腺

病例 1　男性，56 岁，因上腹疼痛 3 个月就诊，腹痛间断发作，进餐后明显。

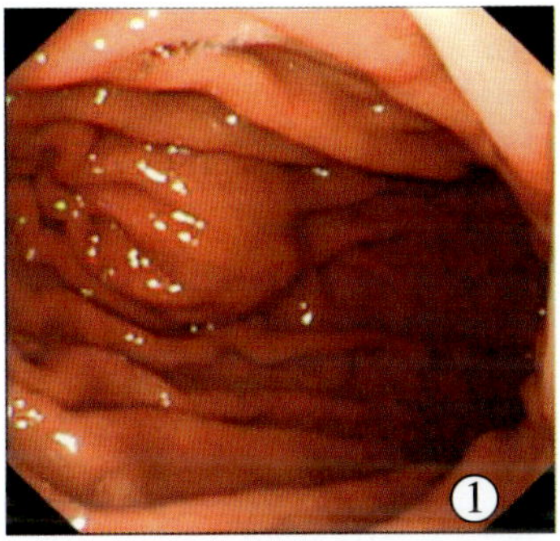

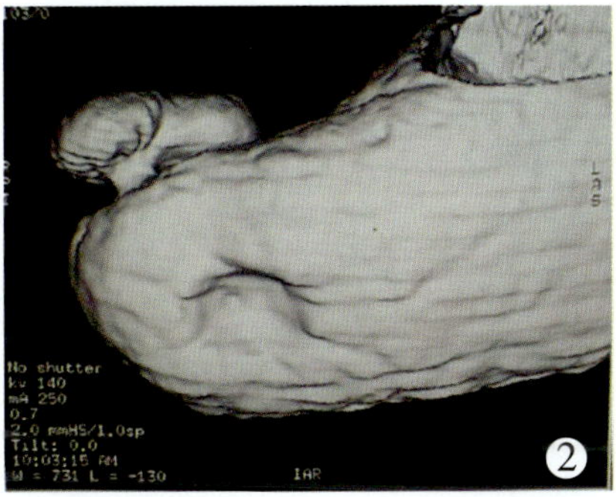

图 1　胃镜：胃体前壁近胃窦处见约 3.0cm × 3.0cm 大小半球形黏膜隆起，表面光滑，充气后不消失

图 2　CT 三维重建：显示病变位于胃体前壁

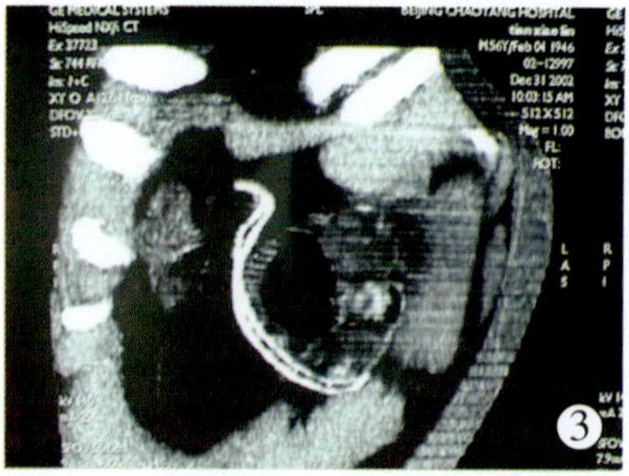

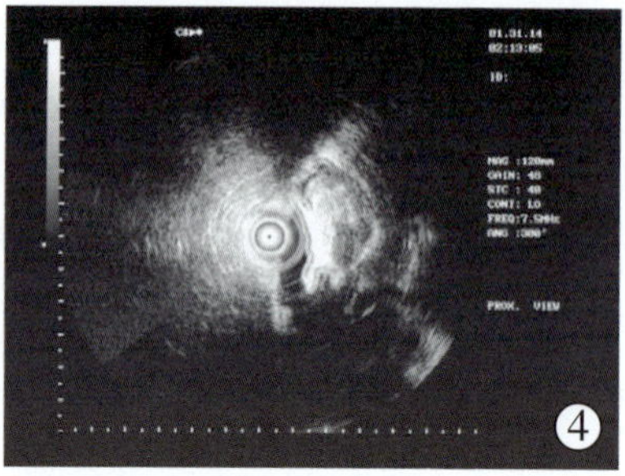

图 3　CT 横轴位：显示病变及血供情况

图 4　内镜超声：中强回声病变位于固有肌层与浆膜层之间

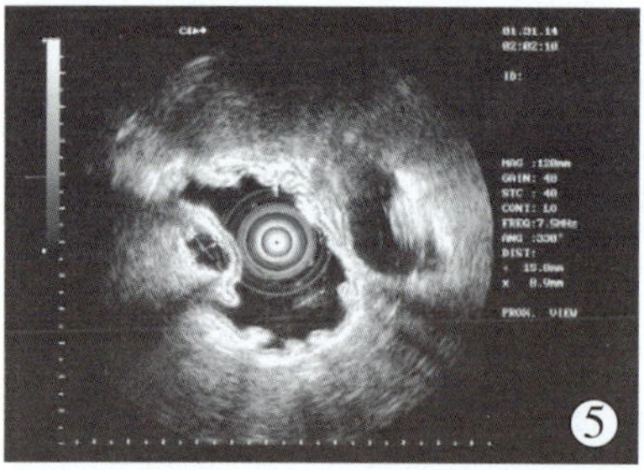

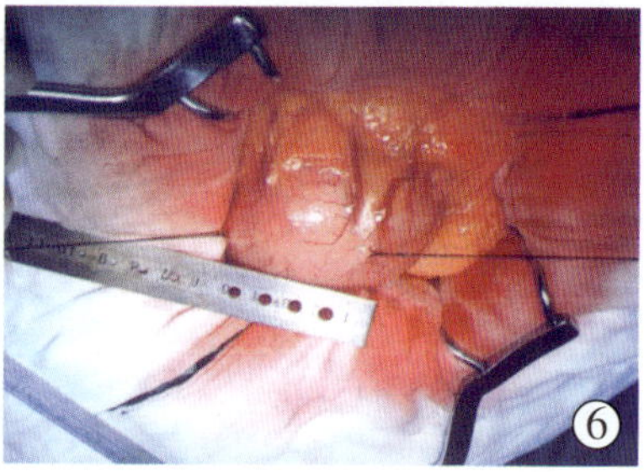

图 5　内镜超声：病变中有均匀低回声囊腔样结构，囊腔截面测量为 15mm × 8.5mm

图 6　术中所见病变位于浆膜下，病变直径为 5cm

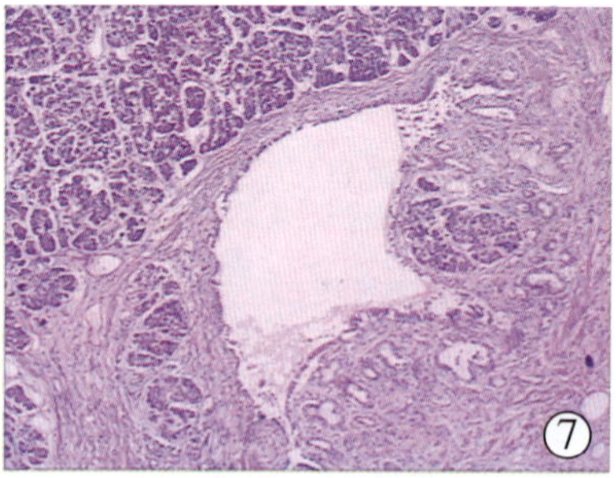

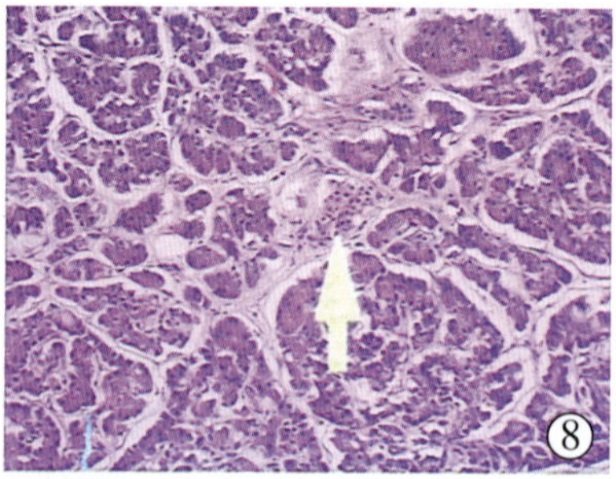

图 7　手术病理：腺体组织，中央囊状结构

图 8　手术病理：腺体组织，可见胰岛细胞（箭头所指）

诊断

无导管开口的异位胰腺

（此病例由首都医科大学附属北京朝阳医院消化内科提供）

病例 2　男性，34 岁，因上腹持续胀满、隐痛半年就诊，无反酸、黑便，体重无明显减轻。查体：神清，浅表淋巴结未触及肿大，心、肺无异常，腹平软，无压痛，肝、脾未及，肠鸣音正常。实验室检查：WBC 6.0 × 10^9/L，Hb 14.0g/L，ALB 3.6g/dl，AST 10U/L，ALT 22U/L，CEA 2.46ng/ml，CA19-9 27.0U/ml，CA125 30U/ml，SFerr 100μg/ml。

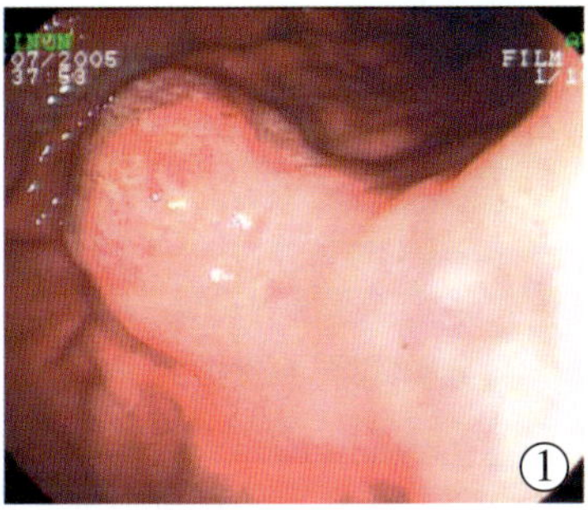

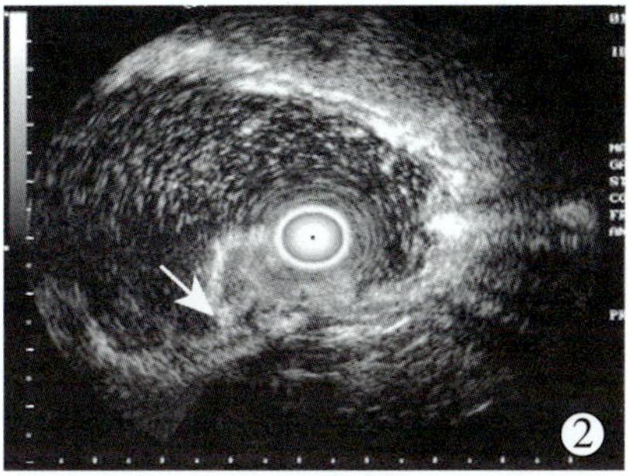

图 1　胃镜：胃底 - 体交界有 2.0cm × 2.0cm 大小黏膜隆起，表面糜烂

图 2　超声内镜：低回声病变位于黏膜固有层，侵及黏膜下层、固有肌层

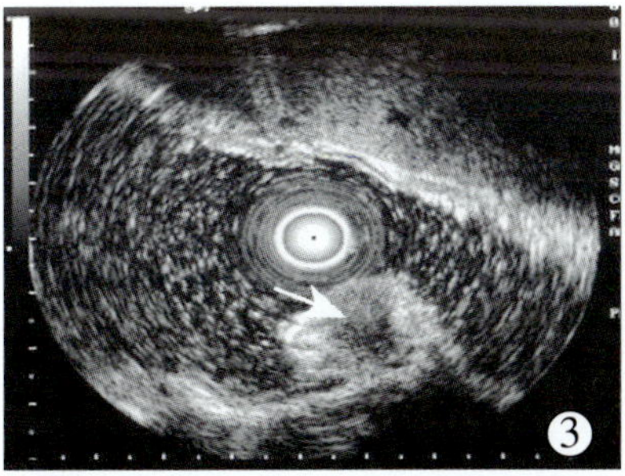

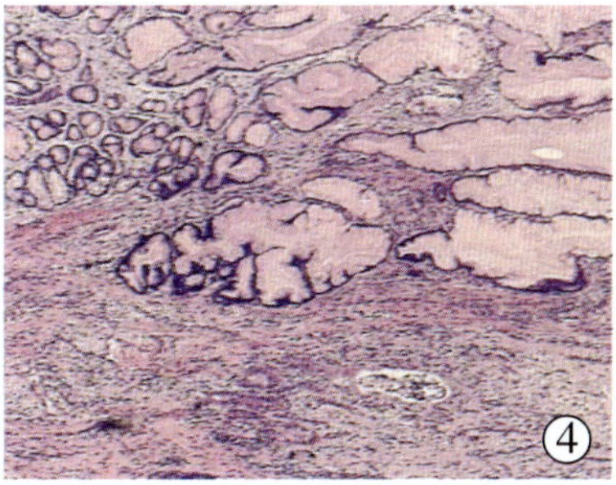

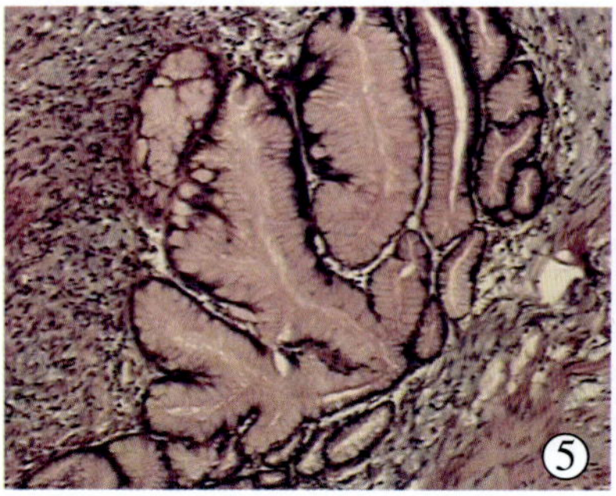
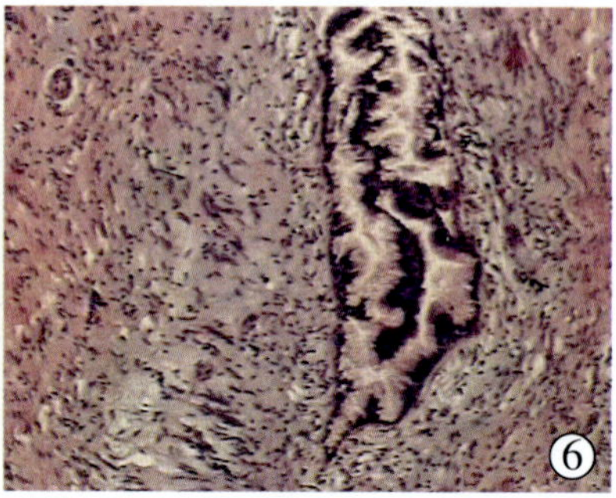

图 3　超声内镜：低回声病变，侵及黏膜下层、固有肌层，使其回声的连续性中断，结构紊乱

图 4　病理：低倍视野下于黏膜下层、固有肌层可见大量腺泡聚集

图 5　病理：高倍视野下见大量腺泡于黏膜下层浸润生长

图 6　病理：高倍视野下见腺泡于固有肌层浸润生长

诊断

异位胰腺（部分腺泡异位），不除外胃的肌腺错构瘤

（此病例由首都医科大学附属北京朝阳医院消化内科提供）

点评

异位胰腺又称迷走胰腺(aberrant pancreas)、胰腺残余(pancreasrest)，它是一种先天性疾病，是指位于其他部位的与胰腺既无解剖上联系也无血管相联系的胰腺组织。1927年Jean-sehullz首先报道了这种病例。发病率国内一般报道为0.1%～0.3%，国外报道为0.42%。可发生于腹腔任何部位或胸腔内，临床上以消化道最常见。可发生在任何年龄组，男性是女性的 2 ～ 5 倍。

病因：是胚胎期内胰腺分离出的组织或胰腺组织与周围发生炎症粘连而使胰腺组织移植于邻近器官所致。异位胰腺位于胃内者占31.46%、十二指肠31.8%、空肠21.7%、回肠9.36%、肠系膜3.37%、胆系 4.49%、脾 0.74%，其他部位包括小肠憩室、食管、肺、纵隔、脐孔、肾上腺、直肠、盆腔等。胃内异位胰腺以胃窦部最多，大部分呈单个，但也有2～3个异位胰腺并存的报告。

分型：①完全型：具有所有内外分泌结构的异位胰腺，可分泌各种消化酶并通过导管排入消化道并刺激其黏膜细胞引起上腹部疼痛。②不完全型：缺乏导管结构的异位胰腺。发现的第一个病例为位于浆膜下的无导管开口的少数病例，病变具有异位胰腺的内外分泌功能，由于没有导管开口，分泌消化酶使周围组织溶解形成囊腔，并引起腹痛、腹胀症状，手术切除后，症状消失。第二个病例为仅有胰腺腺泡、导管异位的少见病例，在腹部手术后病理发现。

解剖：典型的异位胰腺为圆形或分叶状，多位于黏膜下，呈黄白色或不规则包块，不移动，直径为1～3cm。组织学上与正常胰腺有相同的组织学结构。最多位于黏膜下层（50%～60%），其次为肌层（25%），浆膜下占4%，少数可侵及全层。

诊断：异位胰腺解剖位置多变，大小不定，临床表现复杂多样，临床诊断较困难，术前多有漏诊、误诊。内镜超声是诊断异位胰腺的较好方法：EUS下病变呈中强回声，并可显示病变在消化道管壁的层次，以协助活检。此外，对较大病变，CT及磁共振在形态学上的价值很高，尤以新的快速螺旋CT更为出色，应用肿物与胰腺下沉组织CT值比较对诊断有帮助。病例2在内镜及EUS下的表现与类癌或息肉相似，组织活检有助于鉴别。

治疗：对于异位胰腺，无症状者一般不需特殊治疗，出现并发症可对症处理，或考虑内镜下切除病变及手术治疗。

（张杰　关玉盘）

2. 嗜酸细胞性胃炎

女性，27岁，因上腹痛、黑便半个月就诊，进食腌菜后出现症状。外院胃镜检查诊断为“胃癌”；既往对红花油及膏药等过敏。实验室检查：嗜酸性粒细胞百分比13%（正常值0～5%）；嗜酸性粒细胞绝对值0.8×10^9/L（正常值0～0.5×10^9/L）。腹部CT：胃壁增厚。

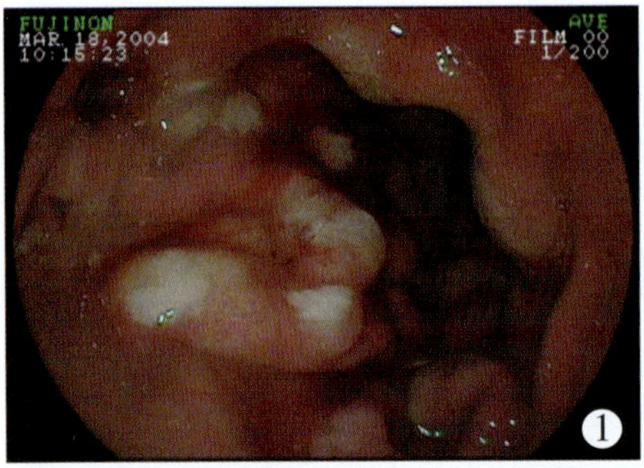

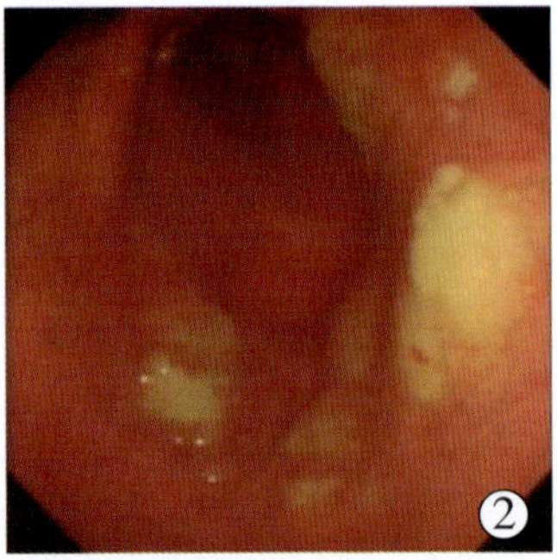

图1　胃镜：胃体黏膜粗大、水肿似脑回状，部分区域表面糜烂，覆白苔

图2　未予特殊治疗，6天后复查胃镜：胃体黏膜水肿减轻，局部黏膜增殖、糜烂，表面覆黄苔

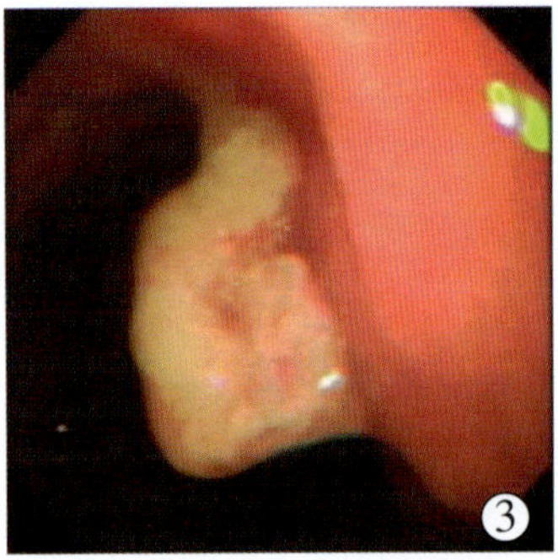

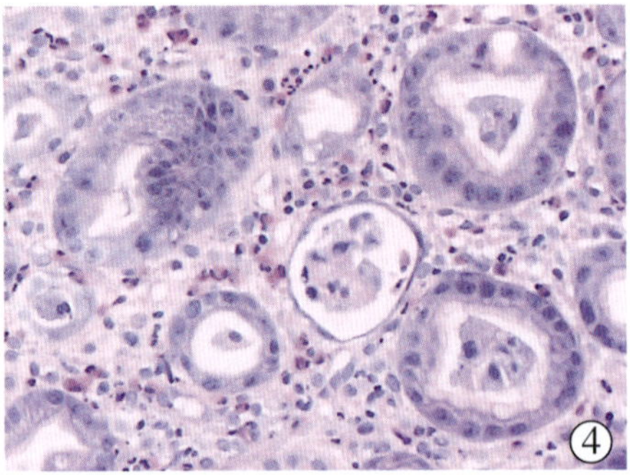

图3　12天后再次复查胃镜：胃底-体交界处黏膜水肿好转，表面苔膜聚集，呈现黄色结节

图 4　活检组织病理：较多嗜酸性粒细胞浸润，部分腺体破坏（× 40）

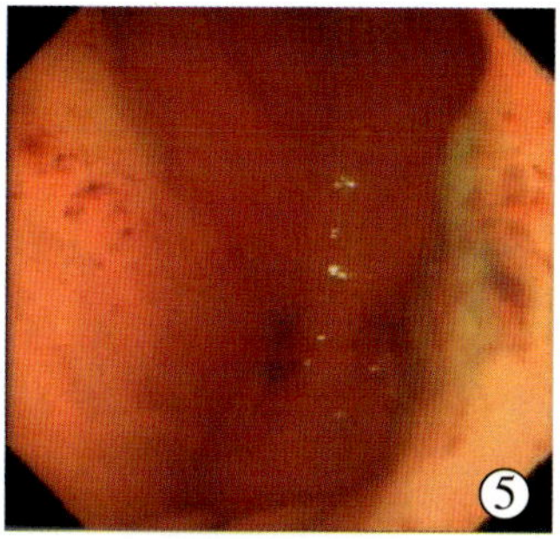

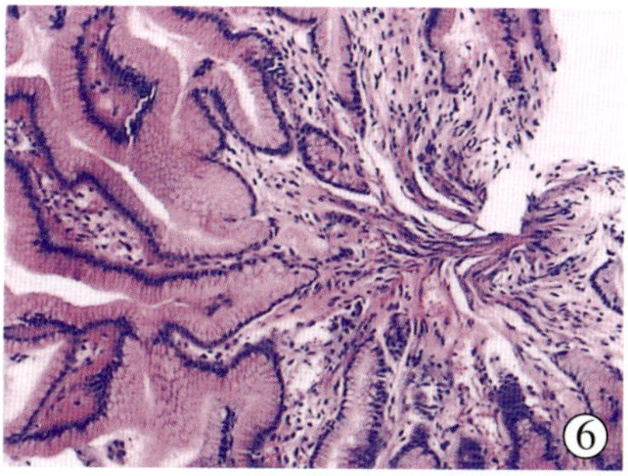

图5　胃镜：予泼尼松25mg/d治疗，8天后胃体黏膜水肿明显好转，可见黏膜正常走行，苔膜消失，黏膜表面仍有糜烂

图6　病理：激素治疗8天后胃镜活检胃黏膜病理示：炎症细胞浸润，嗜酸性粒细胞比例明显减少

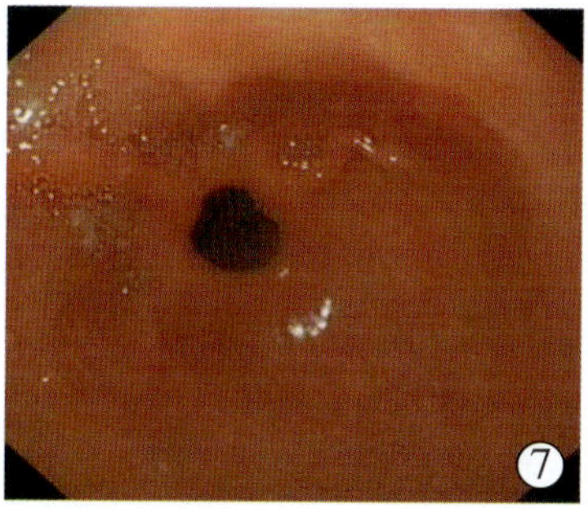

图 7　胃镜：激素逐渐减量至停药，10 个月后复查胃镜见胃黏膜光滑

诊断

嗜酸细胞性胃炎

（此病例由北京大学人民医院消化内科提供）

点评

嗜酸细胞性胃炎又称特发性胃肠道嗜酸性能超群细胞浸润综

合征，为外源或内源过敏原引起的自限性变态反应性疾病。某种特殊过敏原与胃肠敏感组织接触后，在胃肠壁内发生抗原、抗体反应，释放出组胺类血管活性物质，引起胃肠黏膜充血、水肿、嗜酸性粒细胞浸润，以及胃肠平滑肌痉挛和黏液分泌增加，从而引起一系列胃肠症状。

诊断依据：①进食特殊食物后出现胃肠道症状和体征；②外周血中嗜酸性粒细胞增多；③组织学证实胃肠道有嗜酸性粒细胞增多或浸润。

内镜检查：可见胃黏膜皱襞粗大、充血、水肿、糜烂、出血，可见增殖样病变区，该处活检有大量嗜酸性粒细胞浸润，对本病具有诊断价值。

临床分型：黏膜病变突出型、肌层病变突出型、浆膜病变突出型。

治疗：激素具有诊断及治疗的双重效应。肾上腺皮质激素有良好的治疗效果，可使病情缓解，多数患者用药后 1 ~ 2 周症状改善，复发时用药仍有效。激素适用于弥漫型、手术后复发和腹水为主的患者。急性期可给泼尼松 30 ~ 40mg，每日 1 次，应用 2 周，见效后逐渐减量，维持剂量为每日 5 ~ 10mg，维持 2 ~ 4 周。嗜酸性肉芽肿用药时间可适当延长。如果激素疗效不显著者，可加用其他免疫抑制剂，如硫唑嘌呤，每日 50 ~ 150mg，服药期间应注意血像变化。

预后：本病大多数预后良好。

（朱元民　刘玉兰）

3. 胃类癌

女性，42 岁，因胸骨后疼痛 3 个月、黑便半个月就诊。

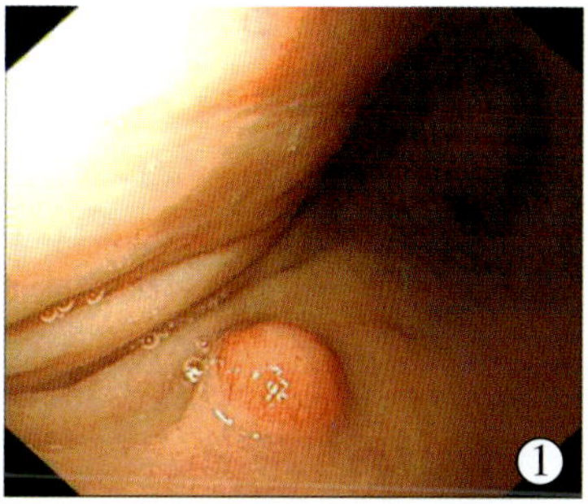

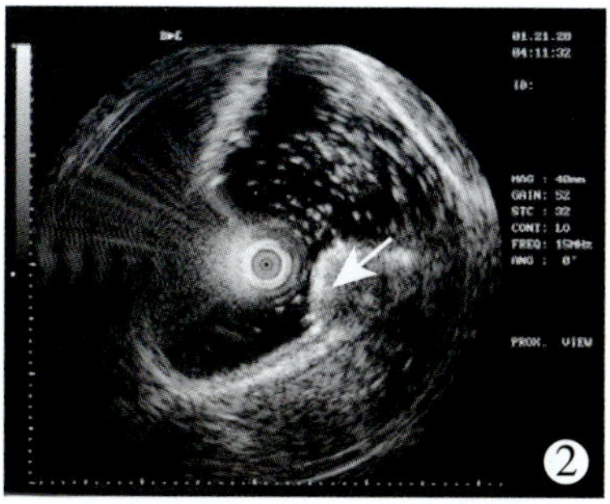

图1　胃镜：胃体大弯侧见约 1.0cm × 1.0 cm 大小半球形黏膜隆起，表面光滑，可见网状毛细血管显露

图2　内镜超声：发现上述隆起病变呈低回声病变，位于黏膜固有层并侵及黏膜下层

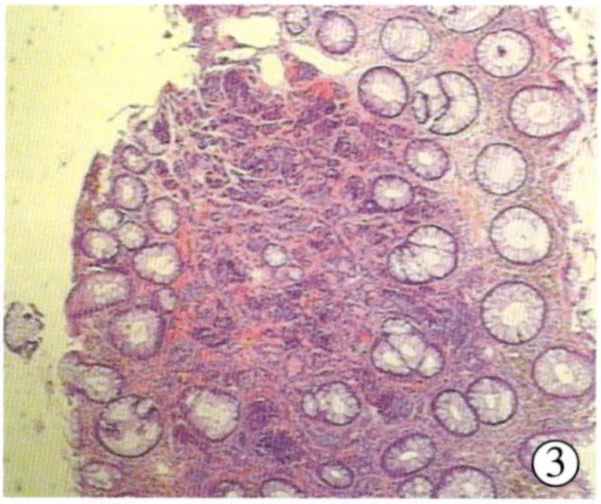

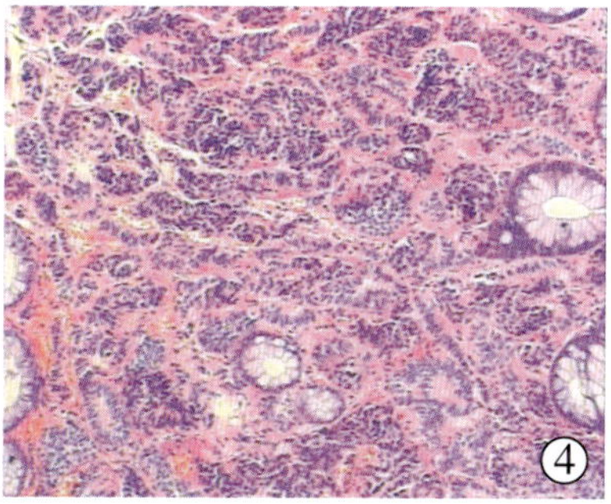

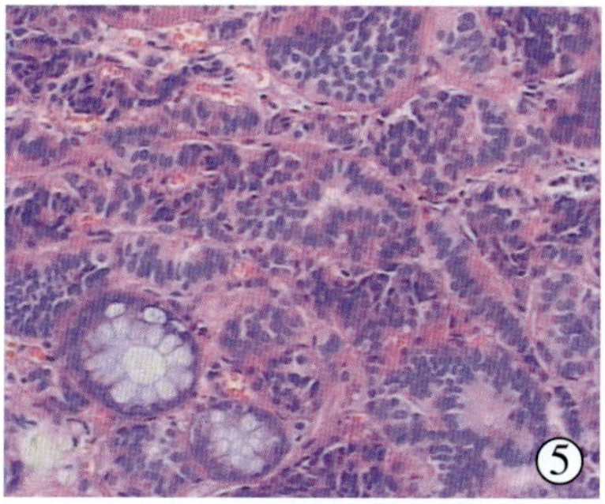

图 3　病理：低倍视野（HE ×40）于黏膜下层可见大量成团较小的类癌细胞聚集，成巢状分布

图 4　病理：高倍视野（HE ×100）于黏膜下层可见大量成团较小的类癌细胞聚集，成巢状分布

图 5　病理：高倍视野（HE ×200）下所见类癌细胞

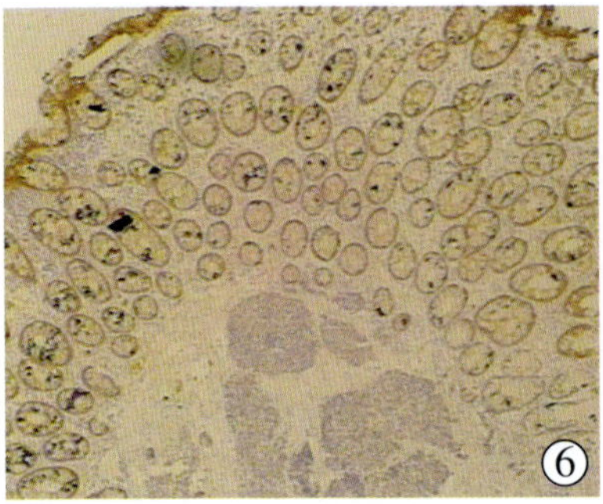

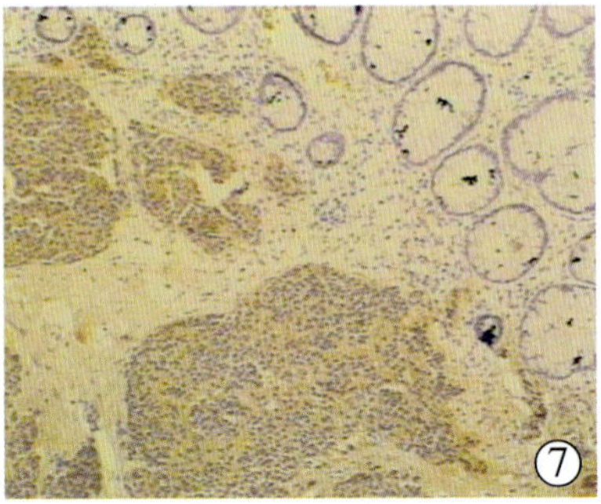

图 6　病理：CK 染色（+）
图 7　病理：Syn（免疫组化抗人突触素多克隆抗体）染色（+）

诊断

胃类癌

（此病例由首都医科大学附属北京朝阳医院消化内科提供）

点评

类癌又称嗜银细胞瘤，是一种生长缓慢、具有潜在恶性的内分泌肿瘤。本身缺乏特异性临床表现，内镜及超声内镜结合活组织检查是诊断的有效手段。要提高诊断准确率，有赖于内镜医师对类癌的警惕和活检操作的实际经验，注意多处多点或一点多次深挖活检。

典型类癌病理表现为成团较小的细胞聚集，排列成巢状，Syn（+），抗人嗜铬素 A 多克隆抗体 Chr（+），抗人癌胚抗原单克隆抗体（CEA）（+）或（±）。

治疗方法：①肿瘤数目 3～5 个以下，直径＜1cm，病变局限于黏膜层者可行 EMR 术，术后定期内镜随访；②直径 1～2cm 或表面黏膜破坏，应行超声内镜检查，选择合适的治疗方法，对有深部浸润者行手术治疗；③直径＞2cm，表面形成溃疡或呈现菜花样肿物及多发类癌者，应直接行手术治疗。

（关玉盘　张杰）

4. 胃癌前病变

女性，70 岁，因上腹不适 10 年，加重 2 个月就诊。

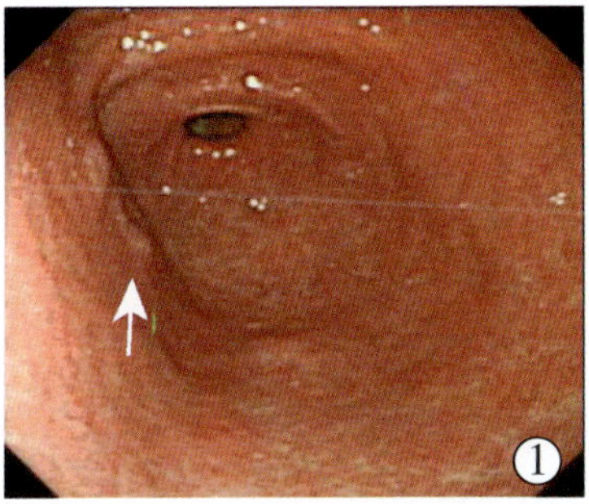

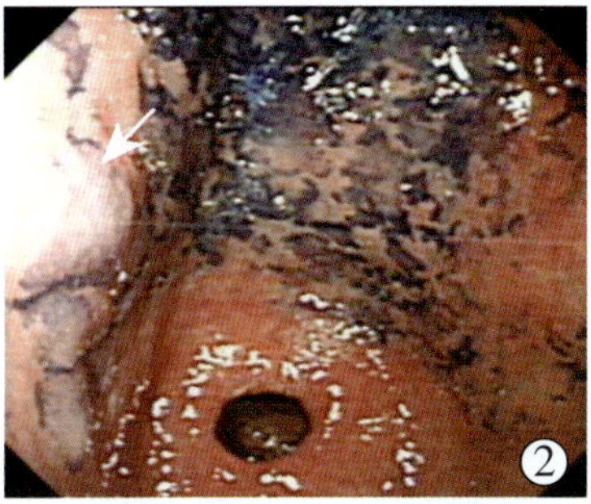

图1　胃镜：胃窦前壁黏膜轻度结节样，色泽略微苍白。病理显示局部腺体减少，黏膜肌层肥厚，有慢性炎，中度肠化及中度不典型增生
图2　2周后胃镜：亚甲蓝染色，再次取病理，结果显示：部分腺体中度不典型增生

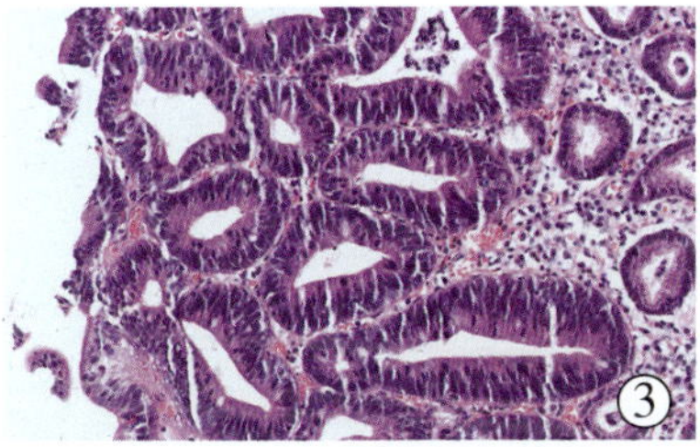

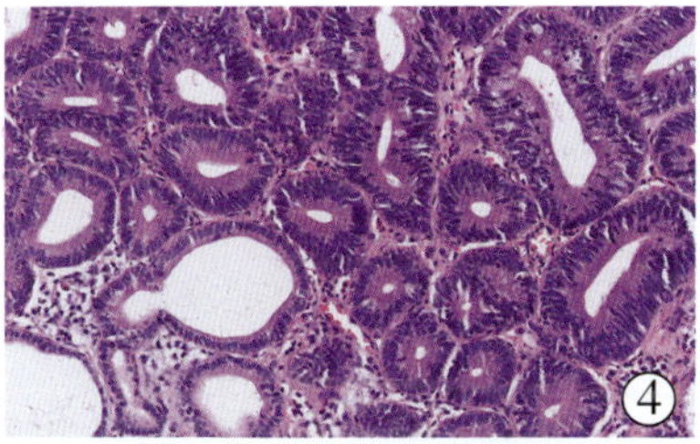

图 3　病理：高倍镜见胃黏膜显慢性炎，局灶腺体中度不典型增生
图 4　病理：胃黏膜慢性萎缩性胃炎，部分腺体中度不典型增生

诊断

萎缩性胃炎，伴肠化并胃窦中度不典型增生

（此病例由北京协和医院消化内科提供）

5. 早期胃癌

病例 1 男性，74 岁，反复上腹部不适 3 个月就诊。

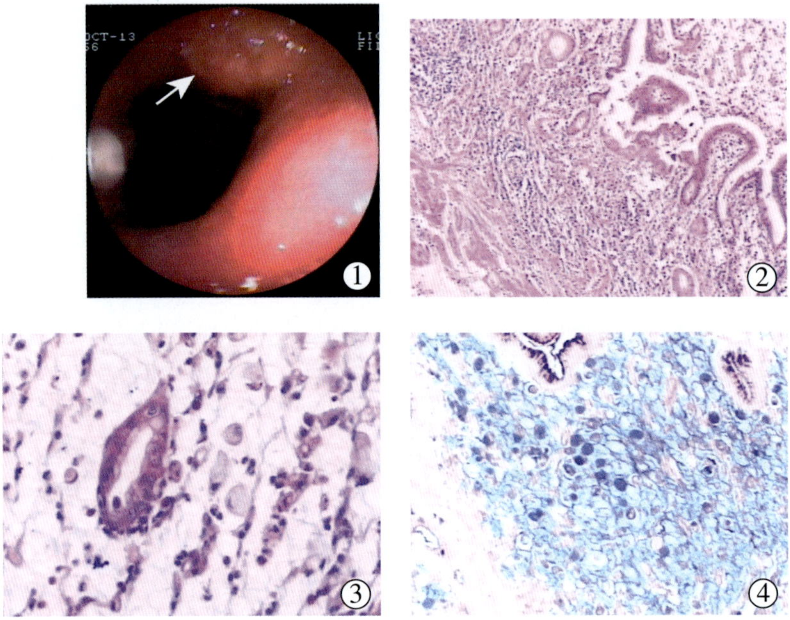

图 1 胃镜：贲门部黏膜隆起

图 2 病理：胃贲门部早期低分化腺癌（部分呈黏液细胞癌及黏液腺癌），肿瘤大小约 1cm × 0.5cm × 0.2cm，肿瘤位于黏膜层（黏膜内癌）

图 3 病理：黏膜绒毛内见印戒细胞癌

图 4 病理：阿尔辛蓝过碘酸雪夫（ABPAS）染色法显示胃癌组织中的中性和酸性黏液

诊断

胃贲门黏膜内癌 I 型

（此病例由中国人民解放军海军总医院消化内科提供）

病例 2　男性，66 岁，因反复上腹部隐痛不适 10 个月就诊。

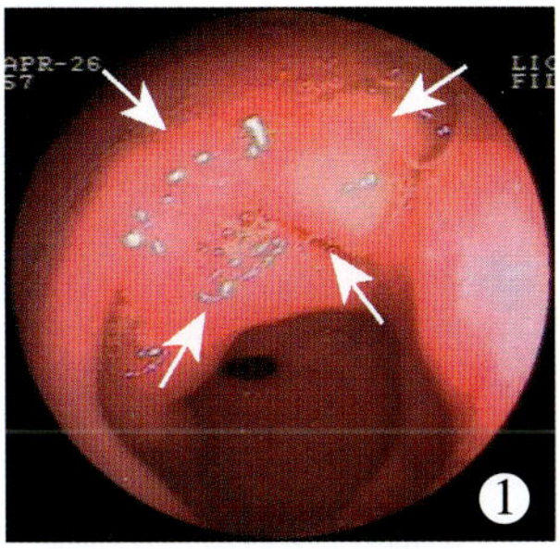
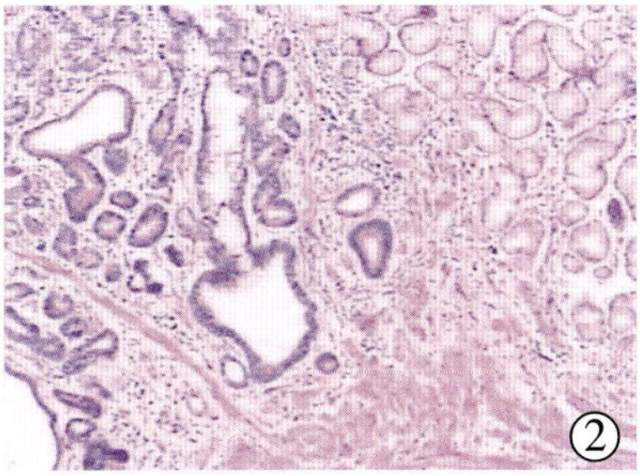
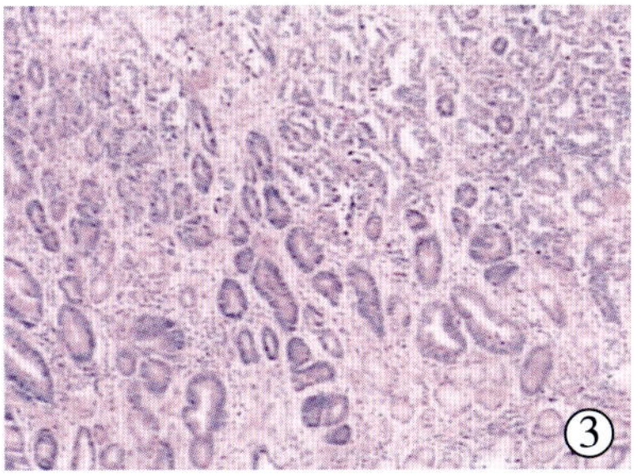
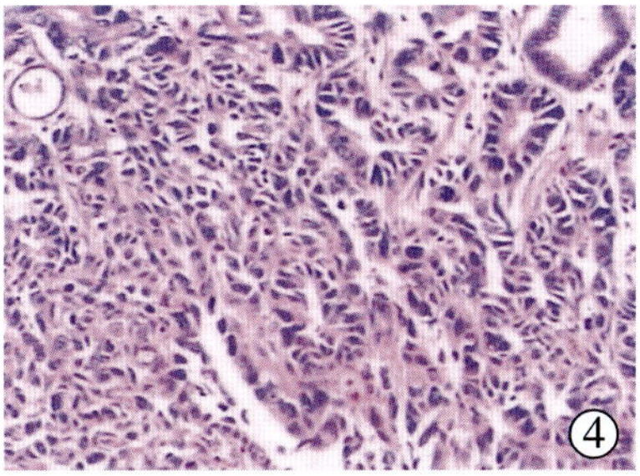

图 1　胃镜：胃窦见散在黏膜隆起，范围约为 4cm × 3cm 大小
图 2 ~ 3　胃镜病理：胃窦部重度异型增生（高级别上皮内肿瘤），部分区域高分化腺癌
图 4　手术病理：胃窦部腺体中至重度异型增生，累及范围约 6cm × 5cm，内见点灶状癌变（黏膜内癌），为高分化腺癌

诊断

胃窦黏膜内癌 II_a 型

（此病例由中国人民解放军海军总医院消化内科提供）

病例 3 男性，59 岁，因上腹不适 2 个月就诊。

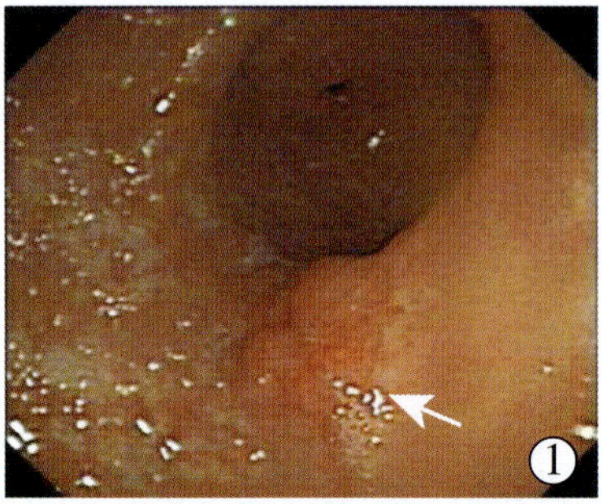

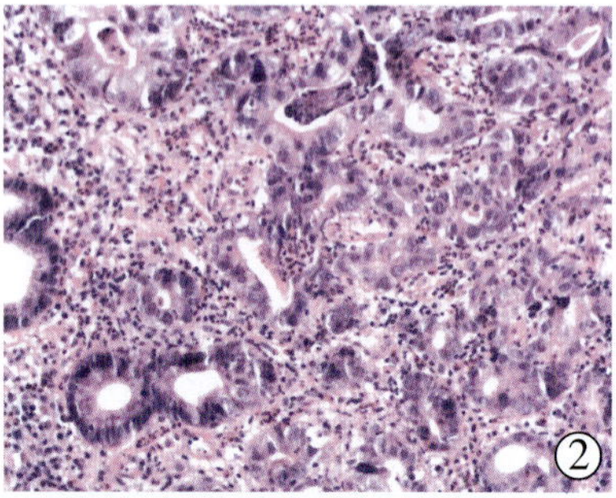

图 1 胃镜：胃窦大弯侧局部黏膜结节样不平，中央凹陷，表面糜烂
图 2 病理：重度炎症，中至重度不典型增生及肠化

本病例在内镜形态学上有手术适应证，患者同意进行外科手术治疗，术后的病理为高分化腺癌。

诊断

高分化腺癌（早期胃癌）

（此病例由北京协和医院消化科提供）

病例 4 男性，72 岁，因上腹不适半年就诊。

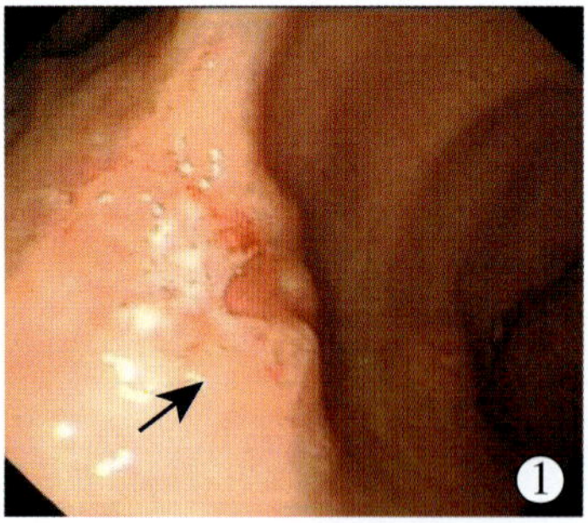

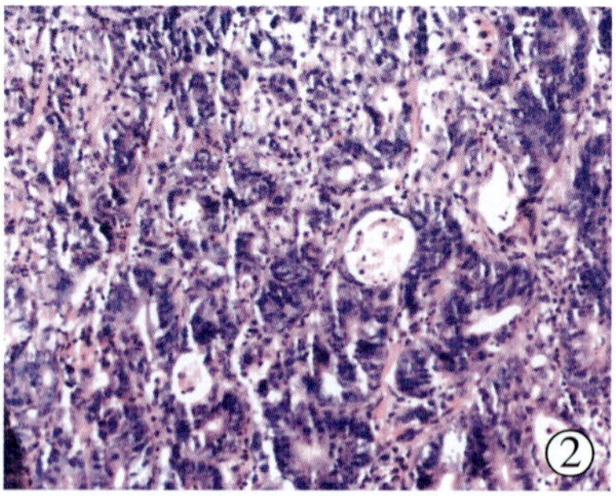

图 1 胃镜：胃窦前壁直径约 0.8cm 轻度凹陷性病变，表面糜烂，周边结节样隆起
图 2 病理：中分化腺癌（为早期胃癌）

诊断

中分化腺癌（早期胃癌）

（此病例由北京协和医院消化科提供）

点评

早期胃癌是与进展期胃癌相对而言的病理学概念，指癌细胞的浸润仅局限于胃壁的黏膜层及黏膜下层，而不论其浸润范围的大小及是否有淋巴结的转移。在临床诊断的过程中，需注意以下几点：①内镜的形态学：在诊治过程中处于主导地位，是指导下一步治疗的关键。②病理形态学：具有诊断价值，但在临床工作中往往较难确定，尤其是中度或中至重度不典型增生患者，这里可能有两方面的情况，一方面是我们取材不满意，另一方面是病理医生可能临诊经验不足，就需要我们进一步取材或请高年资病理医生会诊。③治疗选择上，要看病人的条件及医院的软硬件情况，如早期胃癌或重度不典型增生患者，有条件者可行EUS检查，EUS 可以清晰地显示胃壁五层结构，对于肿瘤侵犯深度的判断准确率可达90%，此外还能了解有无局部淋巴结转移，可与CT检查互为重要的补充。如适合可行创伤小的EMR治疗，将切下的组织块再行病理检查，尤其是边缘的组织，根据情况再行EMR或APC治疗，甚至手术治疗。术后应密切随访；而经济条件不好、就诊又不方便的患者，有时手术治疗不失为最佳的治疗方式。总之治疗选择前与患者的沟通是取得患者配合的关键。中度不典型增生为癌前病变，需随诊。

（张杰　于则利）

6. 胃淋巴瘤

病例1　男性，34岁，确诊胃淋巴瘤5年，6疗程化疗后就诊。

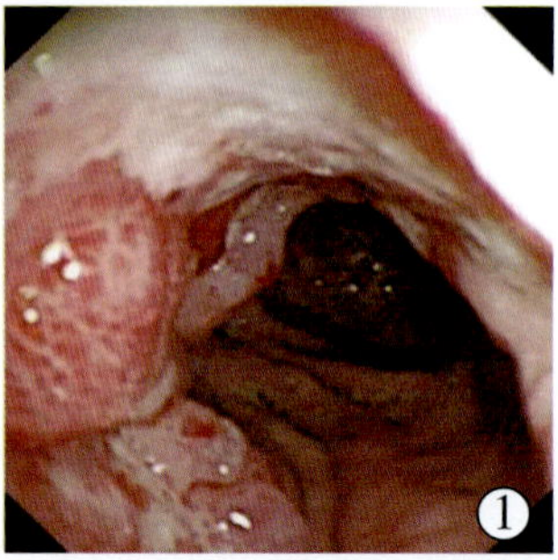

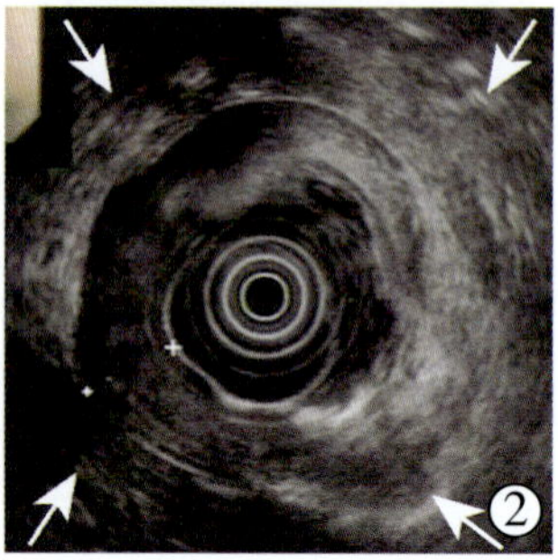

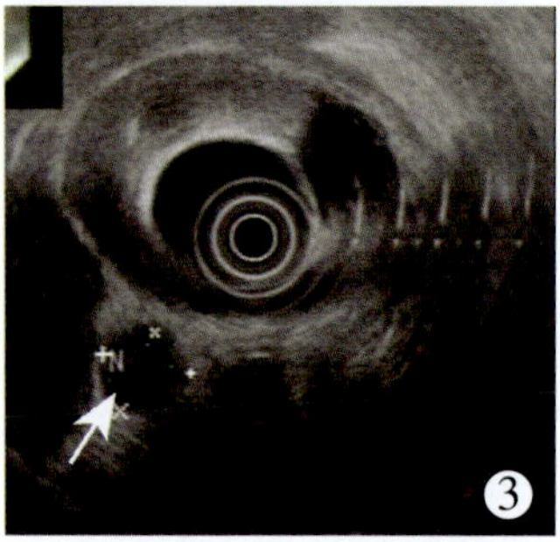

图1 胃镜：胃壁僵直，蠕动消失，胃腔充气扩张不佳，胃内有大片溃疡

图2 内镜超声：胃黏膜全层增厚，呈中等回声，不均匀，为化疗后的胃淋巴瘤改变（一般化疗前的淋巴瘤的 EUS 下改变为胃黏膜的第2、3层增厚，为中低回声）

图3 内镜超声：腹主动脉旁有增大的淋巴结，可能需手术进一步治疗

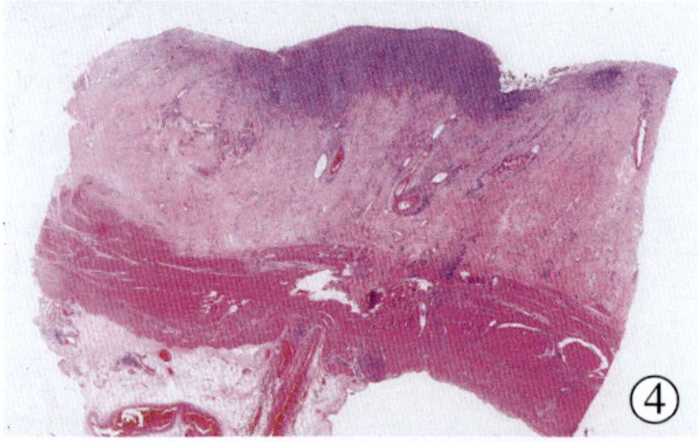

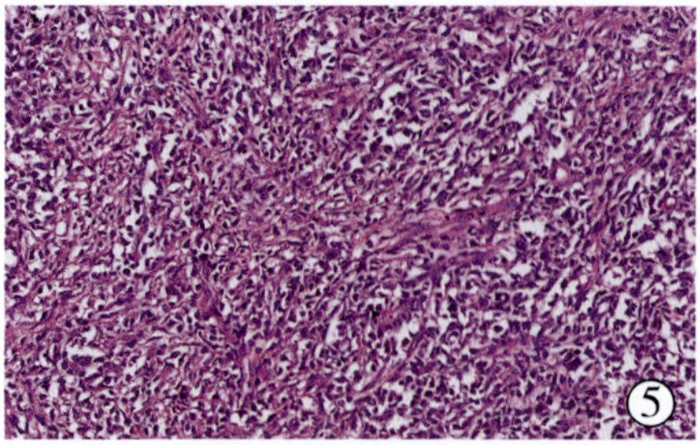

图 4 病理：低倍镜下见黏膜层大量瘤细胞浸润

图 5 病理：高倍镜下淋巴瘤细胞弥漫浸润，瘤细胞有较大异型性

诊断

胃淋巴瘤

（此病例由北京协和医院消化内科提供）

病例 2　女性，38 岁，因上腹胀 4 个月就诊。

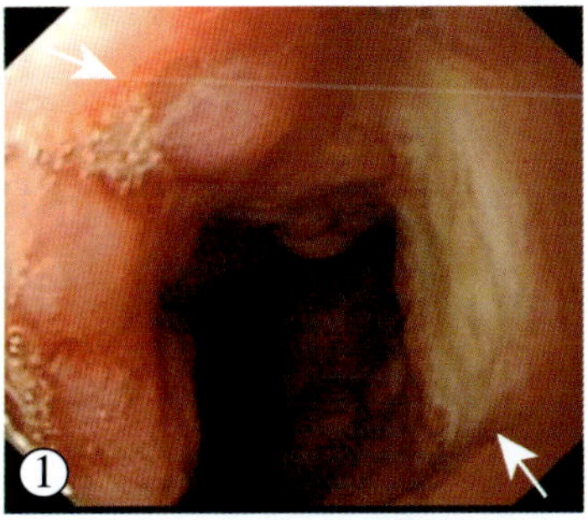

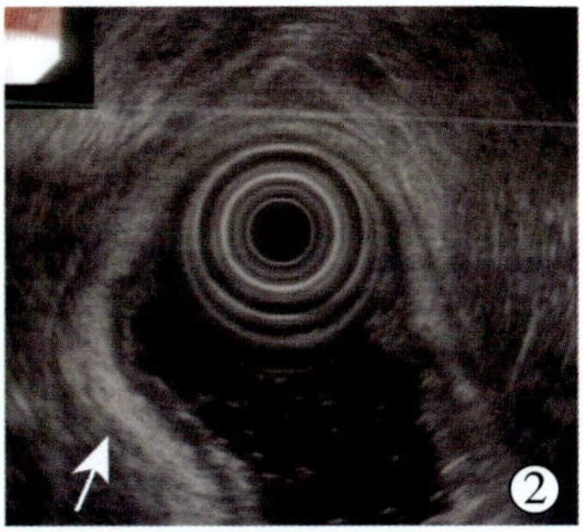

图1　胃镜：胃壁黏膜肿胀呈结节样，可见大片溃疡，胃壁蠕动消失，胃腔充气扩张不佳

图2　内镜超声：胃黏膜增厚，以黏膜下层为主，腹腔干及主动脉旁淋巴结未见肿大

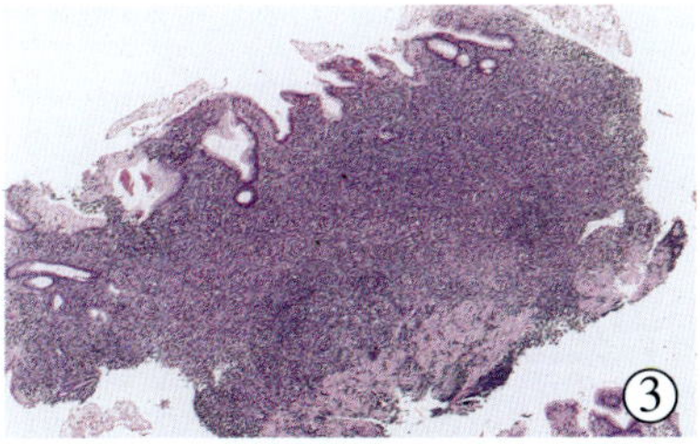

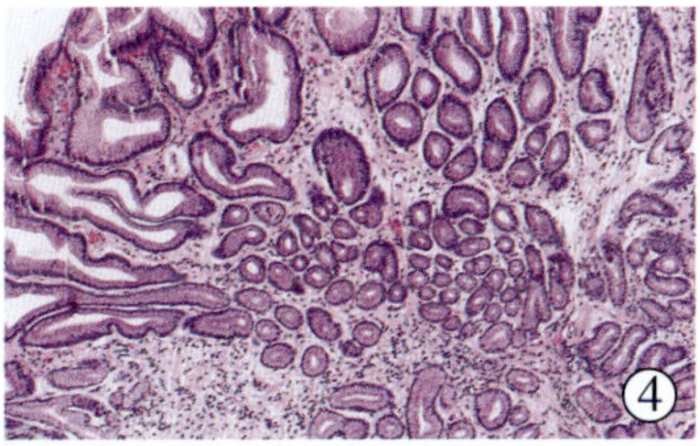

图3　病理：胃黏膜相关淋巴组织淋巴瘤，胃黏膜腺体减少、消失，间质大量小淋巴细胞浸润

图 4　病理：治疗后胃黏膜腺体数目增多，间质仅少量淋巴细胞浸润

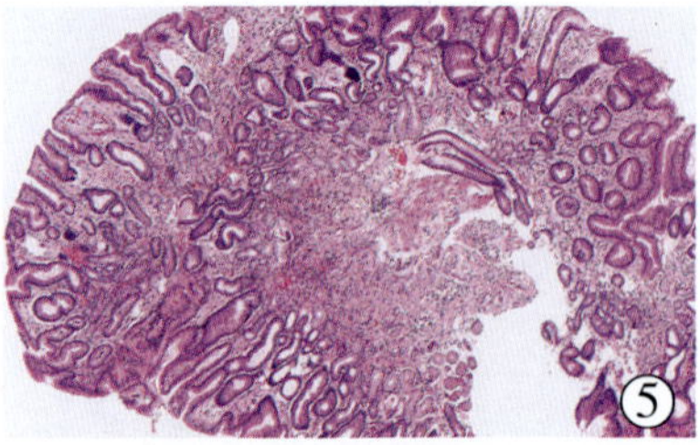

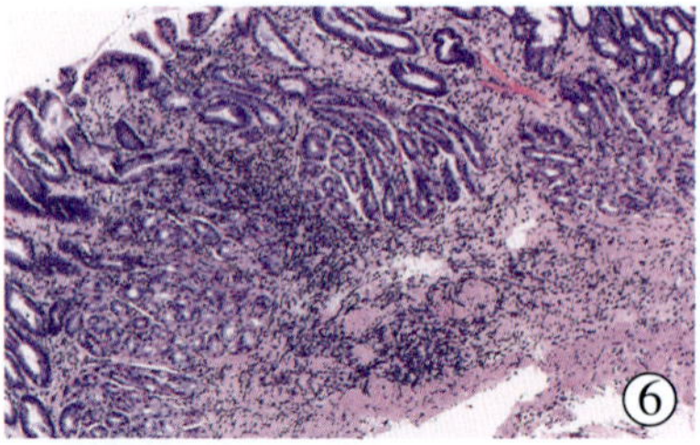

图 5　病理：胃黏膜显慢性炎

图 6　病理：胃黏膜显慢性炎，小灶淋巴细胞浸润

行三联抗Hp治疗3周，复查胃镜及EUS，均显示病变略有好转，但不明显，重复活检病理，仍为MALTOMA，行3疗程的CHOP化疗。

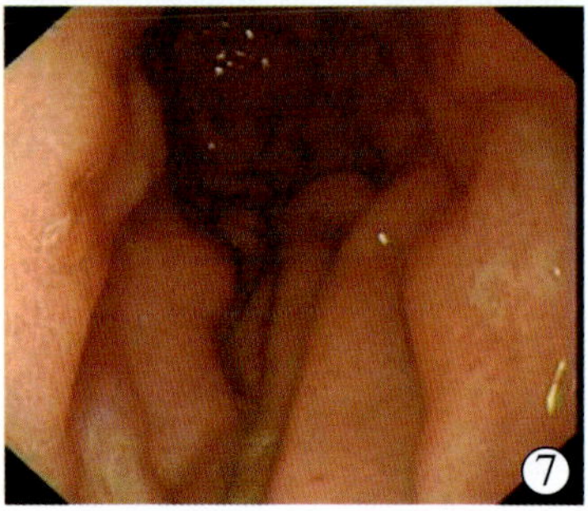

图7　化疗 3 疗程后，复查胃镜：病变明显好转；病理：胃黏膜显慢性炎症

诊断

胃淋巴瘤

（此病例由北京协和医院消化内科提供）

7. 胃癌（Borrmann Ⅳ型）

病例 1　男性，83 岁，因上腹胀 2 个月就诊。

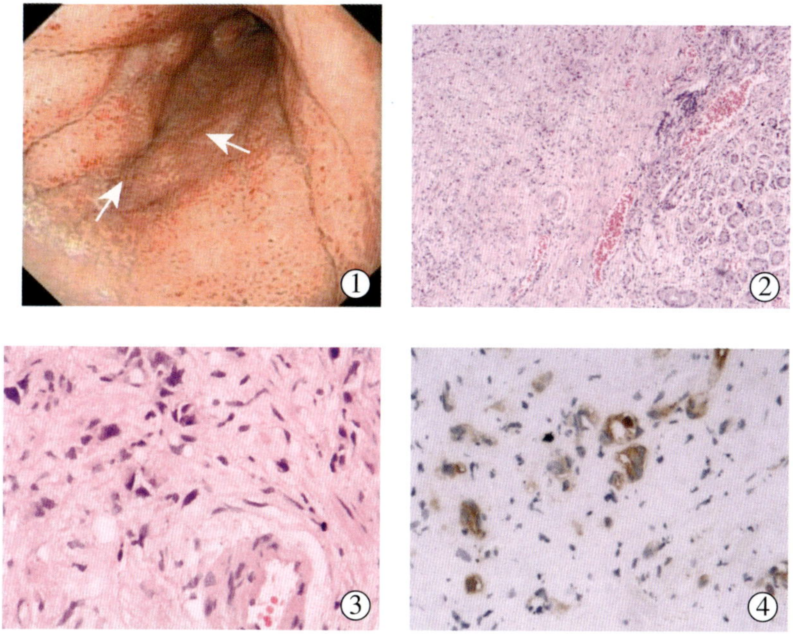

图1　胃镜：胃黏膜皱襞粗大、僵直，蠕动消失，胃腔充气扩张不佳。第1次活检为慢性炎，第2次胃黏膜大活检为低分化腺癌行全胃切除术后2年肿瘤复发，伴全身转移

图 2　病理：低倍镜下见胃黏膜下层似有小细胞浸润

图 3　病理：高倍镜下见散在浸润的分化差的癌细胞

图 4　病理：免疫组化更清楚地显示出浸润在间质内的癌细胞

诊断

胃癌（Borrmann Ⅳ型）

（此病例由北京协和医院消化内科提供）

病例 2 男性，81 岁，因上腹胀、消瘦 2 个月就诊。

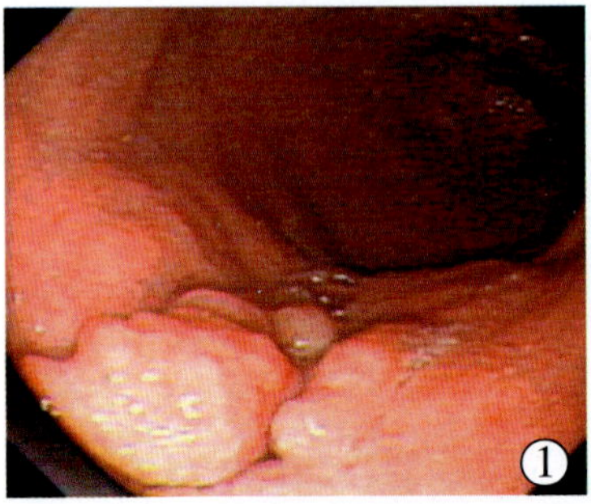

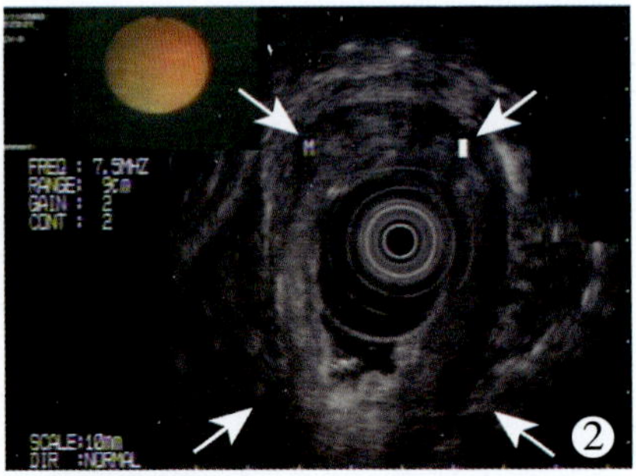

图1 胃镜：胃黏膜皱襞粗大、僵直，表面结节样不平，充血、糜烂，胃壁蠕动消失，胃腔充气扩张不佳。活检为慢性炎

图2 内镜超声：胃黏膜全层增厚，超过10mm，局部有不均质回声的包块，胃壁各层均有破坏，回声不均，较紊乱。手术后的病理为低分化腺癌

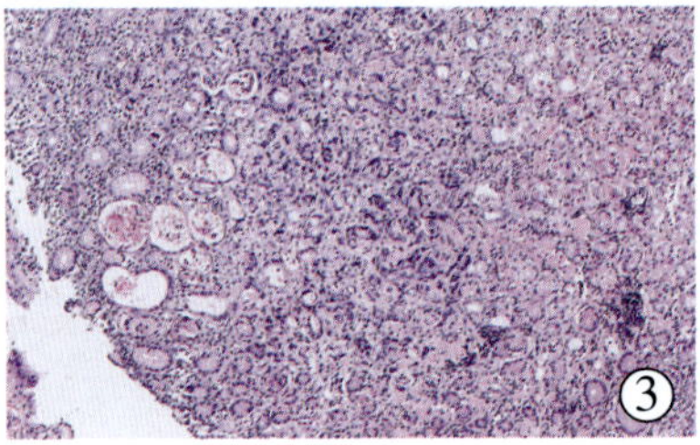

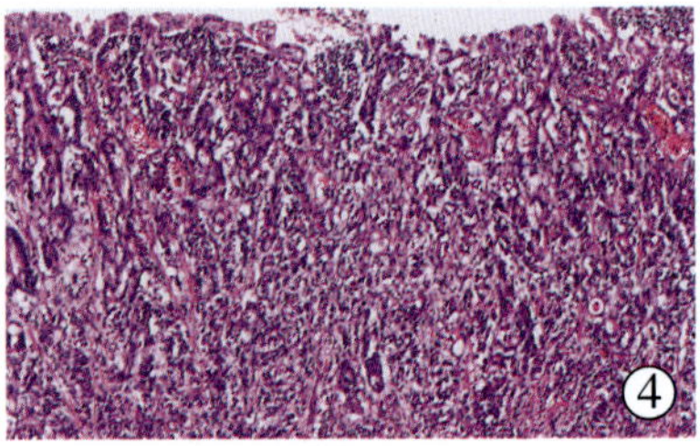

图 3 病理：胃底部正常腺体之间见散在低分化腺癌细胞浸润

图 4 病理：胃低分化腺癌，肿瘤全层浸润并浸透胃壁

诊断

胃癌（Borrmann Ⅳ型）

（此病例由北京协和医院消化内科提供）

点评

胃黏膜肥厚是一组并不少见的疾病，临床上常见的为Borrmann Ⅳ型胃癌和淋巴瘤；而胃癌的诊断要点有以下几点：①从胃镜的形态学上看，胃的蠕动差，胃黏膜的活检往往是阴性的结果；②胃的大块黏膜活检往往有诊断意义；③上消化道造影及EUS有时对诊断有很大的帮助，如在上消化道造影上表现为胃黏膜的僵硬，胃腔缩小，不蠕动；而在 EUS 上则表现为胃壁的全层增厚，正常胃壁的厚度一般为 3 ~ 5mm，而超过 10mm 即有临床意义，＞ 15mm 则基本有诊断意义。与胃淋巴瘤的鉴别在于淋巴瘤主要位于胃黏膜的第 2、3 层（化疗后除外）。

对于胃的淋巴瘤，EUS 的意义主要是在于观察治疗的疗效，尤其重要的是有助于淋巴瘤的分期，指导下一步治疗，一般来说，应常规观察腹主动脉及腹腔干周围的淋巴结。

至于 MALTOMA 的诊断主要是靠病理来确诊，而治疗上要注意几点：①确定肿瘤的恶性程度及分期，应该常规进行胸腹部CT检查；②MALTOMA 虽与Hp感染有关，但根除 Hp 治疗并不是万能的，要及时地评价疗效；③化疗、放疗及手术治疗等都是有效的手段，应该密切随访，观察治疗的反应。

（张杰　于则利）

8. 结肠腺癌胃转移

女性，49 岁，因上腹饱胀不适 1 个月就诊。既往史：9 个月前发现横结肠腺癌，行手术切除。术前胃镜检查显示：慢性浅表性胃炎。

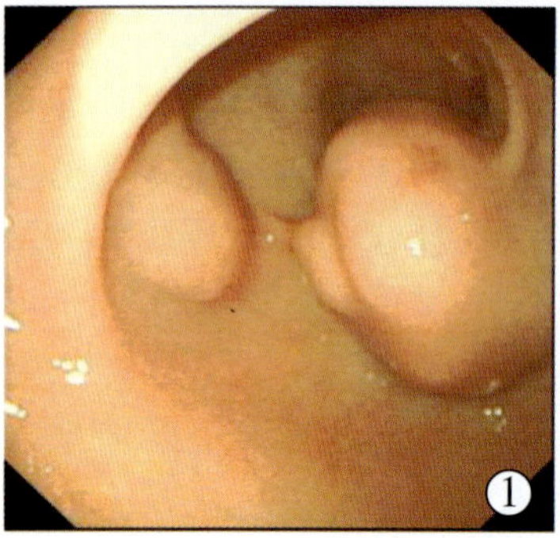

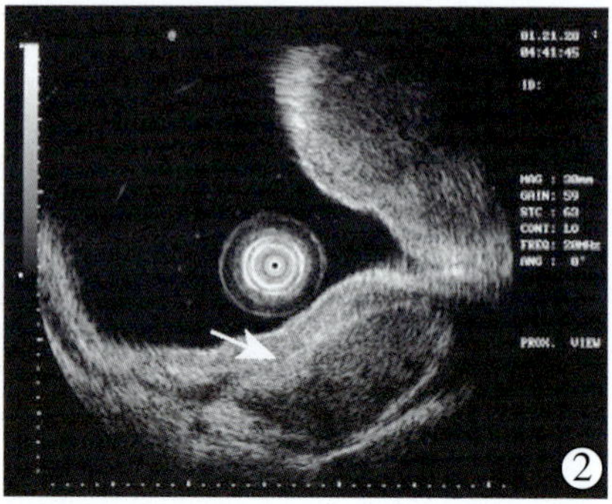

图 1　胃镜：胃窦见约两处球形肿物隆起，分别为 1.3cm × 1.3cm 及 3.0cm × 3.0cm 大小，黏膜表面光滑

图 2　超声内镜检查（探头频率 12MHz）：低回声病变位于固有肌层，浆膜层显示不清，黏膜、黏膜下层结构连续完整，回声正常

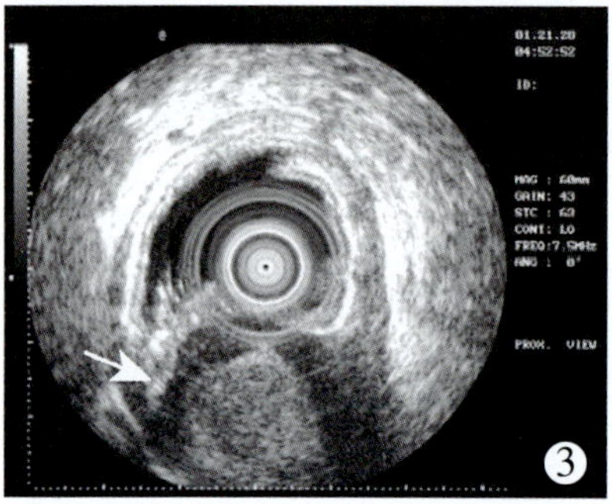

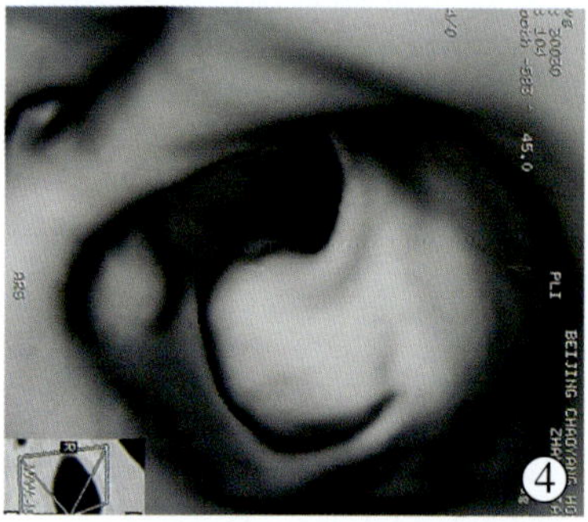

图3　超声内镜更低频率探头检查（探头频率7.5MHz）：低回声病变位于固有层，浆膜层受浸，回声连续性中断；黏膜、黏膜下层结构尚连续、完整，回声正常

图4　CT仿真内镜：显示胃窦腔内隆起病变，形态与电子胃镜图片相似

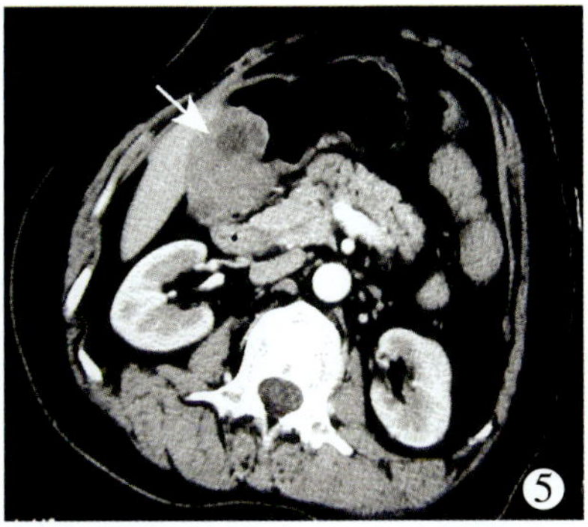

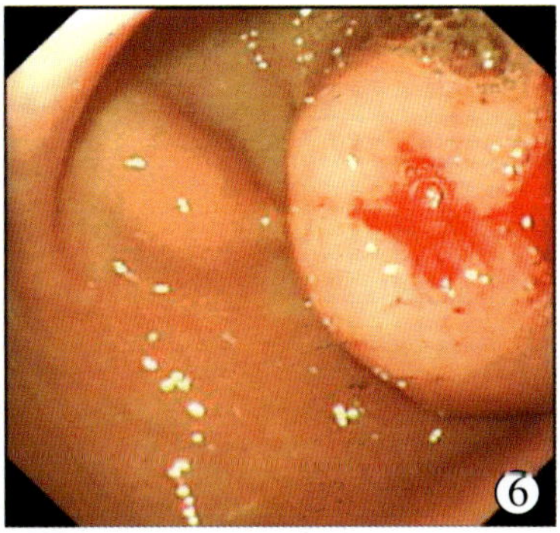

图 5　上腹增强 CT 轴位图：显示胃窦后壁不均匀低密度病灶浆膜层浸润，并侵及胰腺

图6　胃镜下于隆起病变顶端原位深挖活检，以求取到病变组织，活检病理为慢性炎症

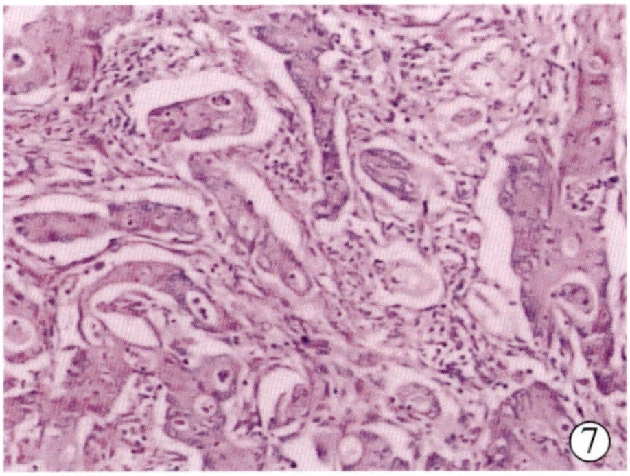

图7　患者接受手术治疗，手术病理：胃窦固有肌层内可见腺癌细胞浸润

诊断

结肠腺癌胃转移，胃浆膜层、固有肌层浸润

（此病例由首都医科大学附属北京朝阳医院消化内科提供）

点评

对于胃窦隆起样病变，黏膜表面光滑者，多判断为黏膜下病变或脏器压迫，进一步可行超声胃镜检查，通过病变位于胃壁的层次来判断病变的性质和来源。

此例中两处隆起病变黏膜表面光滑，有桥样连接，EUS显示病变位于固有肌层，黏膜、黏膜下层结构连续完整，回声正常，活检病理为慢性炎症，很容易误诊为胃固有肌层平滑肌瘤或平滑肌肉瘤浆膜层浸润。但结合病史，患者9个月前胃镜检查为慢性浅表性胃炎，曾行横结肠癌手术，需要考虑结肠癌复发或转移的可能。最终手术病理证实为腺癌通过胃窦浆膜层内浸至固有肌层。

此例为结肠腺癌胃浆膜层、固有肌层浸润导致胃窦隆起样病变的少见病例，提示在胃镜检查中如发现隆起样病变，除考虑胃原发肿瘤或脏器压迫外，应重视结合患者既往病史进行分析，以做出正确的判断和处理。

（关玉盘　张杰）

第三节　小肠疾病

1. 急性坏死性肠炎

男性，46岁，腹痛、腹泻1个月余，加重伴暗红色血便2周入院。胃镜、结肠镜检查未见异常，全消化道钡剂造影提示第二组小肠扩张，余未见明显异常。

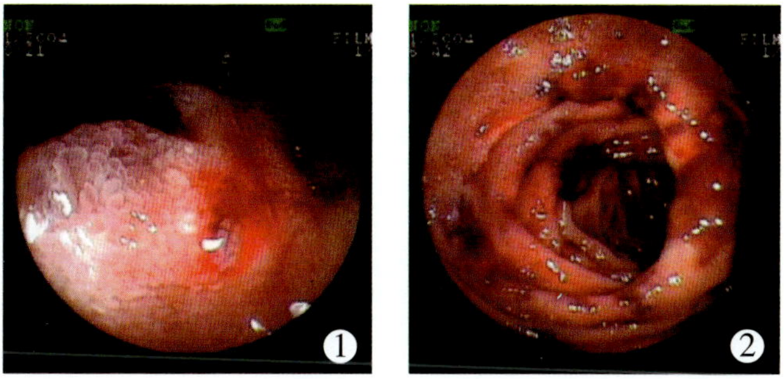

图 1 ~ 2　双气囊小肠镜：空肠约距十二指肠水平部 50cm 以下 60cm 肠段黏膜肿胀，多发溃疡并有活动性渗血，肠腔略狭窄

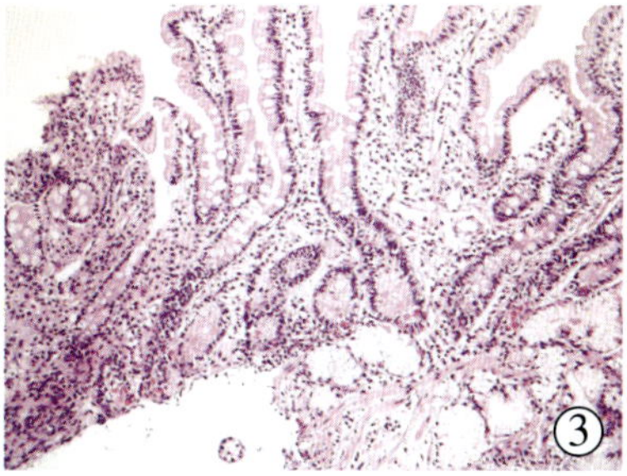

图 3　病理：小肠黏膜急慢性炎

小肠镜：空肠多发溃疡并出血。

经内科治疗 2 周，症状消失，痊愈。

诊断

临床诊断：急性坏死性肠炎

（此病例由中国人民解放军空军总医院消化内科提供）

点评

本例临床表现腹痛、腹泻 1 个月，暗红血便 2 周，小肠镜示空肠节段性多发溃疡并出血，病理示急慢性炎症，予以补液、对症和抗菌药等，治疗2周症状消失。临床考虑为急性坏死性肠炎。

本病主要为摄入产β毒素的C型产气荚膜梭状芽胞杆菌污染的食物所致。病变主要累及空肠、回肠，其次为十二指肠。病变轻重不等，以节段性散在炎症、糜烂溃疡、出血、坏死、肠腔积气、肠管扩张为主要特点。

（毛高平）

2. 回肠炎性狭窄

女性，44岁，腹部胀痛伴间断排气、排便减少2个月余入院。胃肠镜检查未见异常，全消化道钡餐检查提示不完全性肠梗阻。既往2年前因子宫肌瘤行全子宫及左卵巢切除术。

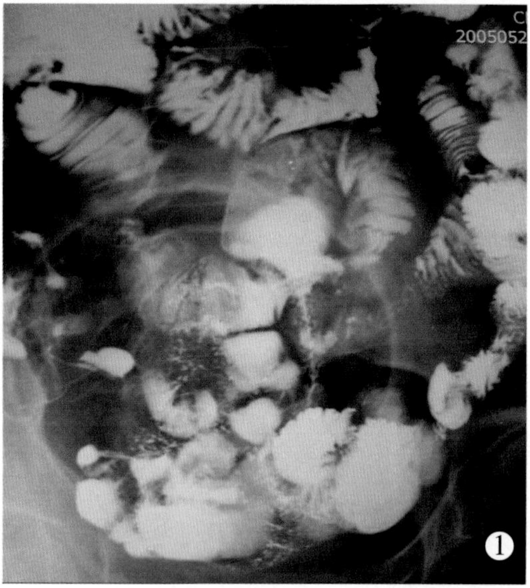

图1　全消化道钡餐造影：小肠局限性狭窄

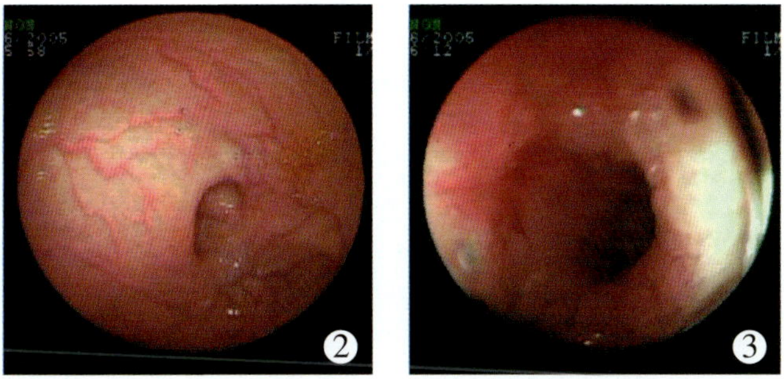

图2～3　双气囊小肠镜：距回盲瓣约90cm处见肠腔呈空状狭窄，黏膜尚光滑，轻度充血、水肿，浅溃疡。外科手术示盆腔炎性粘连累及回肠，致回肠环状狭窄

诊断

回肠炎性狭窄

（此病例由中国人民解放军空军总医院消化内科提供）

点评

本例为盆腔炎性粘连累及回肠所致回肠狭窄，临床表现为小肠不全梗阻，经小肠镜检查确诊并得到及时有效治疗。

（毛高平）

3．小肠腺瘤性息肉

女性，37 岁，间断便血 1 年入院。胃镜、结肠镜检查未见异常，胶囊内镜检查提示空肠上段占位性病变。建议做双气囊小肠镜检查。

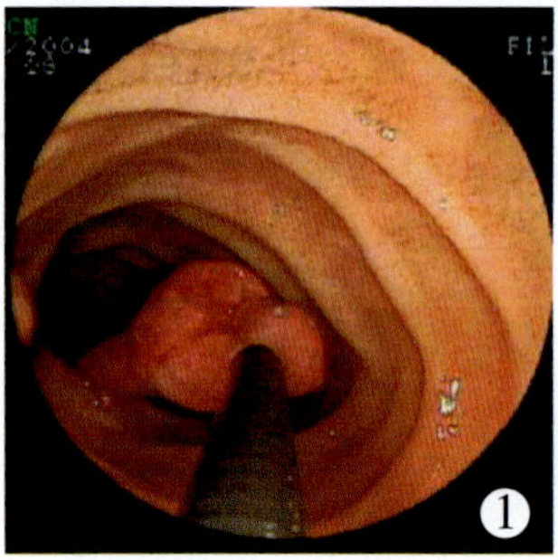
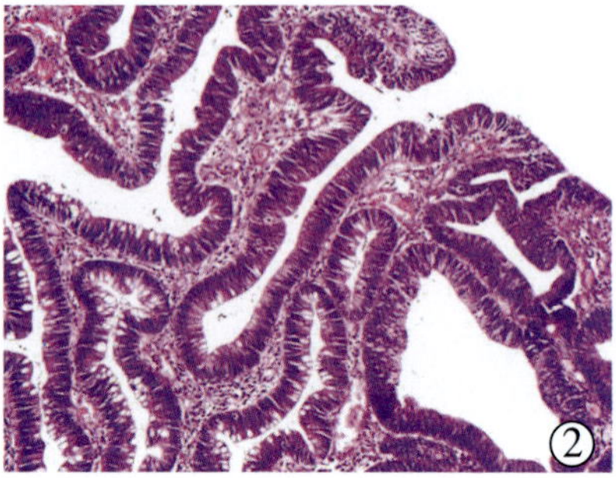

图1 双气囊电子小肠镜：距十二指肠降部约30cm处有一亚蒂，表面略呈分叶状息肉，表面出血，即行镜下高频电圈套摘除
图 2 病理：肠上皮增生，腺体密集伴轻度不典型增生

诊断

小肠腺瘤性息肉

（此病例由中国人民解放军空军总医院消化内科提供）

点评

小肠腺瘤性息肉是小肠上皮细胞肿瘤，见于小肠各段，以十二指肠和空肠最常见。腺瘤可单发，也可多发，呈球状或分叶状，多数有蒂，大小约1～3cm。主要临床表现为消化道反复出血。病理检查可分为单纯性腺瘤性息肉和绒毛状腺瘤，后者癌变的发生率较高。

（毛高平）

4. 小肠间质瘤

男性，45 岁，反复黑便 1 年余，加重 1 个月入院。外院多次行胃镜及结肠镜检查未见异常，小肠气钡双重造影及DSA肠系膜血管造影未发现明显异常，胶囊内镜检查怀疑十二指肠降段及回肠末端多发血管瘤。建议做双气囊小肠镜检查。

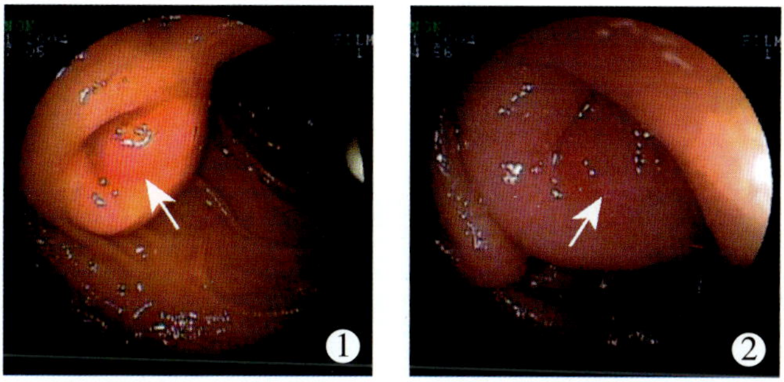

图 1 ～ 2　双气囊电子小肠镜：近端空肠黏膜下隆起病变（间质瘤？），手术证实为空肠间质瘤

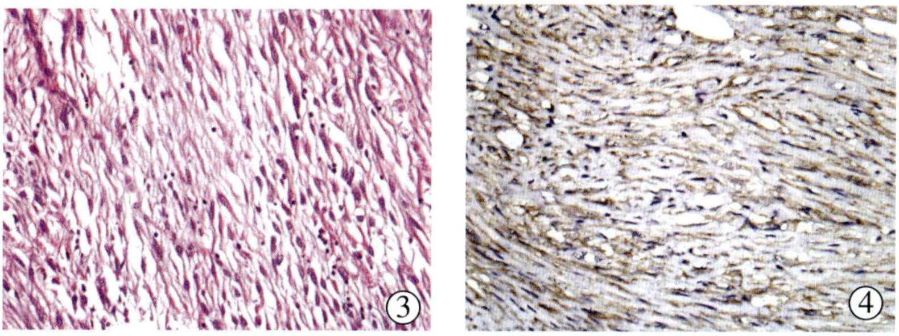

图 3 ～ 4　病理：肿瘤细胞呈梭形，免疫组化 CD117 阳性

诊断

小肠间质瘤

（此病例由中国人民解放军空军总医院消化内科提供）

点评

胃肠道间质瘤多见于中老年，临床表现主要为腹痛、出血和恶心、呕吐等。内镜下形态多呈息肉样，边界清楚，大小不等，可在1 ～ 20cm，中心常发生溃疡引起出血。过去认为胃肠道间质瘤来自胃肠道平滑肌，但近年观察到与胃肠道壁的神经丛Cajal细胞在超微结构和免疫组化方面有相似之处，认为胃肠道间质瘤可能来自 Cajal 细胞。

（毛高平）

5. 小肠恶性间质瘤

男性，40岁，因反复黑便10余年入院。入院体检无明显异常。胃肠镜无异常发现，小肠造影和胶囊内镜均未发现异常。建议做双气囊小肠镜检查。

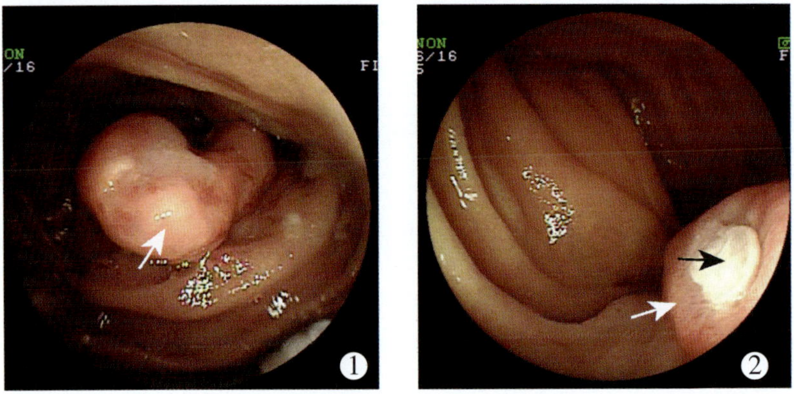

图1～2 双气囊小肠镜：发现空肠巨大肿物（白色箭头），轻度分叶状，表面光滑，中央凹陷性溃疡（黑色箭头），上覆白苔

患者接受手术治疗，术中见距屈氏韧带约30cm的空肠肿块，向腔外生长，与周围组织粘连，大小8cm × 6cm × 6cm，系膜处可见粗大供瘤血管。术后病理为小肠恶性间质瘤，免疫组化：CD117（+），CD34（+），S-100（–），Actin（–）。

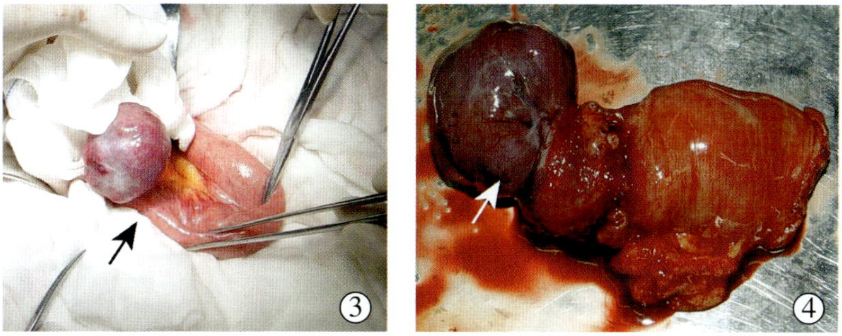

图3～4　距屈氏韧带约30cm的空肠肿块，向腔外生长，与周围组织粘连，大小 8cm × 6cm × 6cm，系膜处可见粗大供瘤血管

诊断

术后病理：小肠恶性间质瘤

（此病例由中国人民解放军总医院消化内科提供）

6. 非霍奇金淋巴瘤

男性，41 岁，因腹泻 2 年余、咖啡色血便 2 个月入院。平时坚持口服强的松30mg/d，可维持大便正常，无发热。入院查体发现右下腹包块，腊肠样，长约8cm，质地较硬。胃肠镜发现十二指肠和回盲部多发息肉；小肠镜显示小肠内多发结节样隆起。

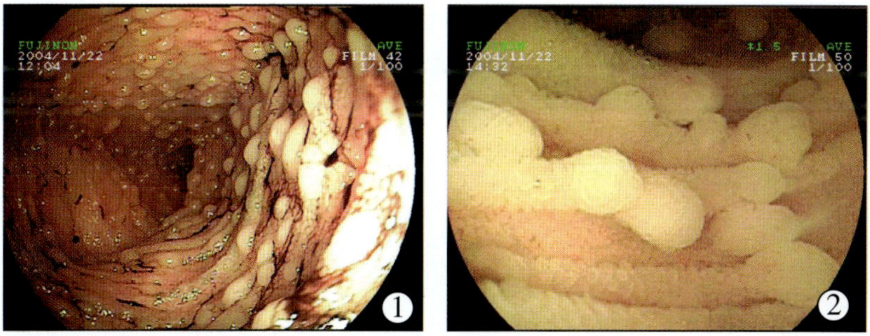

图1～2　双气囊小肠镜：发现小肠内多发结节样隆起，直径约 0.4cm，大小较为均匀，表面黏膜正常

行右下腹色块切除术，术后病理为非霍奇金淋巴瘤。

诊断

非霍奇金淋巴瘤

（此病例由中国人民解放军总医院消化内科提供）

7. 小肠腺癌

男性，49岁，腹痛伴消瘦1年余，伴间断不全性肠梗阻表现入院。胃镜、结肠镜检查未见异常，全消化道钡剂造影未见异常，当地医院剖腹探查发现回肠末端距回盲部20cm处局部肠管红肿，质软。

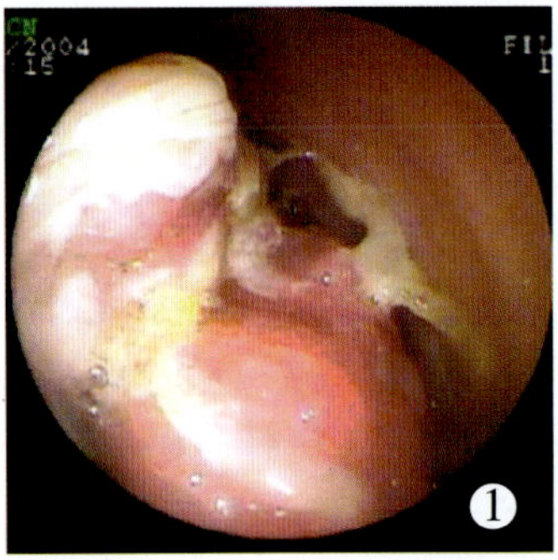

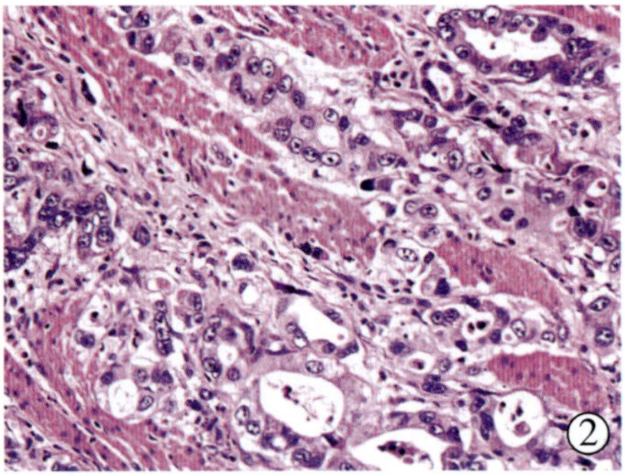

图1　双气囊小肠镜：距回盲瓣约30cm见一菜花样隆起病变，肠腔狭窄，镜身不能通过，病理活检诊断为小肠腺癌

图2　病理：肿瘤细胞异型性明显，呈腺样排列，侵及肌层

诊断

小肠腺癌

（此病例由中国人民解放军空军总医院消化内科提供）

点评

腺癌为最常见的原发小肠恶性肿瘤，约占全部小肠恶性肿瘤的 35% ~ 45%，高发年龄为 60 ~ 70 岁。小肠腺癌的发生部位以十二指肠最多，约占全部小肠腺癌的 50%，其余依次为空肠、回肠。内镜下形态有三种：环形浸润型、息肉样的乳头型和溃疡型。

（毛高平）

8. 淀粉样变

女性，41 岁，反复腹痛、黑便 11 年。

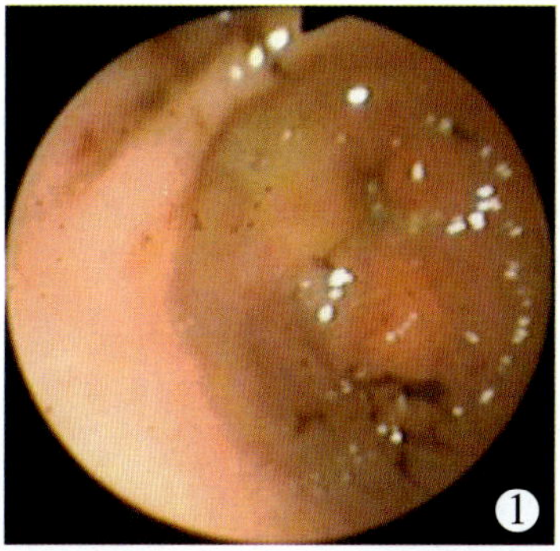

图 1　胃窦部黏膜呈结节样隆起，伴点状或树枝样色素沉着

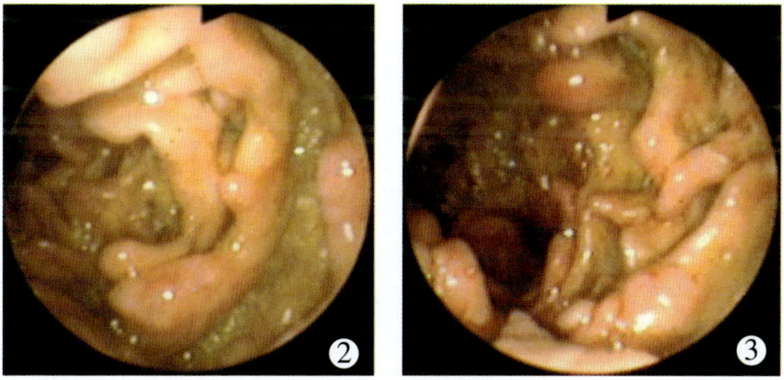

图 2 ~ 3　十二指肠黏膜呈青蓝色结节样隆起，伴出血

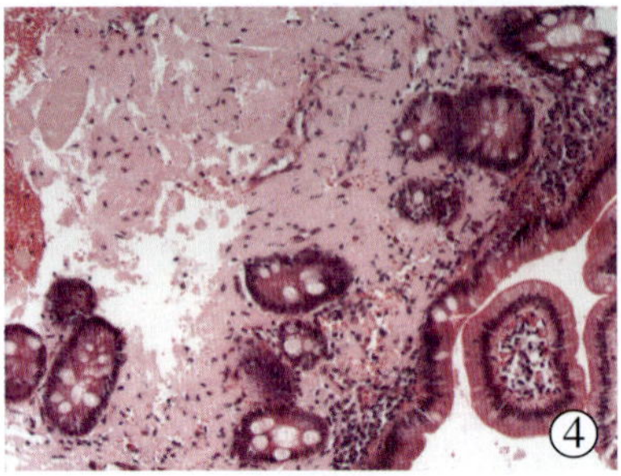

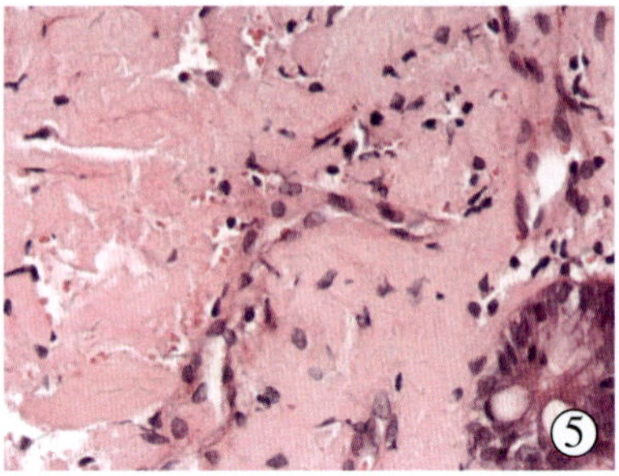

图 4　病理：肠黏膜间质大量较均质红染物质沉积（HE × 10）
图 5　病理：多量红染物质沉积（HE × 20）

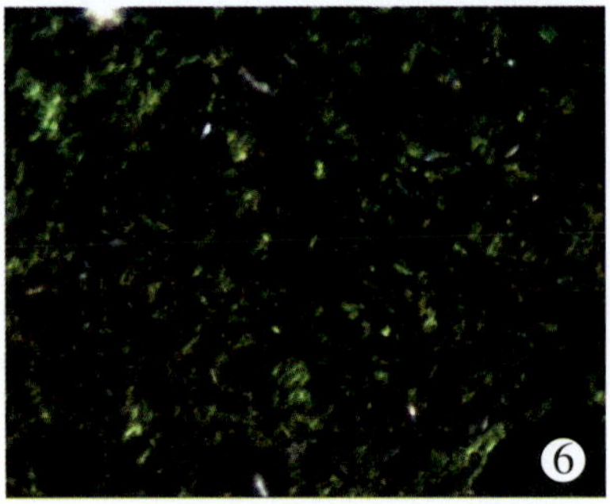

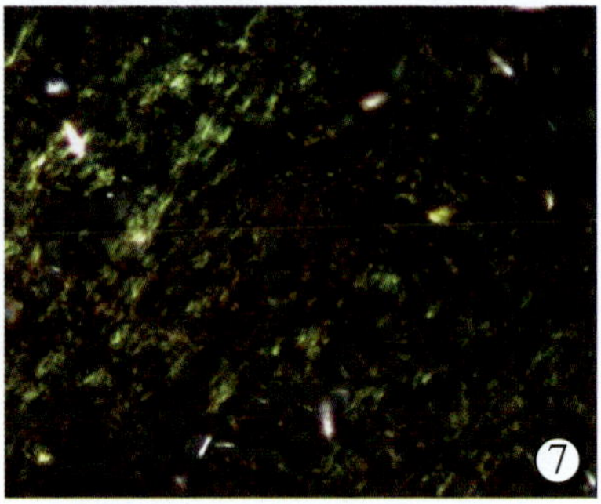

图 6　刚果红染色：偏振光显微镜下见苹果绿色折光（× 20）
图 7　氧化刚果红染色：偏振光显微镜下见苹果绿色折光（× 20）

诊断

淀粉样变

（此病例由北京协和医院消化内科提供）

点评

1854 年 Virchow 发现了一种沉淀于组织的物质，接触碘和硫酸时呈现与淀粉相似的颜色反应，称之为“淀粉样变性”。在光学显微镜下，该物质呈现均一的嗜酸性。用刚果红染色后，在偏光镜下呈绿色双折射。

消化道是经常受累的系统之一，因淀粉样物质的直接沉淀而引起，食管淀粉样变性引起食管运动障碍、贲门痉挛。小肠病变引起梗阻、吸收不良。出血可发生于任何部位，以食管、胃、大肠较常见，有时出血十分严重。

本例因腹痛、黑便而入院，胃镜显示胃窦部黏膜呈结节样隆起，伴点状或树枝样色素沉着，十二指肠黏膜呈青蓝色结节样隆起样出血，活检证实为淀粉样变。

淀粉样变性的诊断主要依靠组织活体检查和碱性刚果红染色，置于偏光镜下检查，可见绿光双折射。

（陆星华）

9．肠道移植物抗宿主病

男性，22 岁，急性淋巴细胞白血病骨髓移植术后 2 个月余，呕吐、腹泻 1 个月余，血便 9 天。

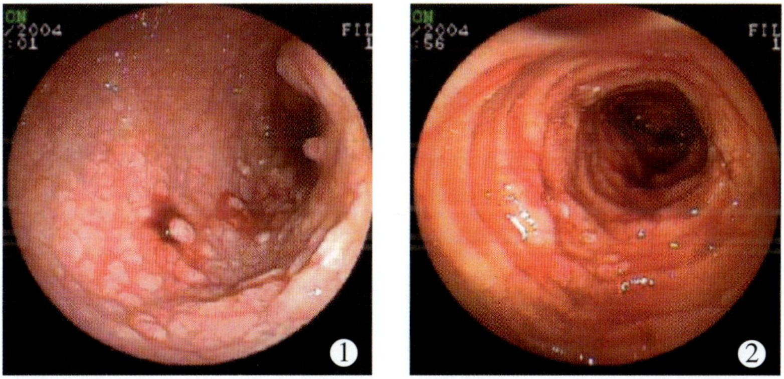

图1～2　双气囊小肠镜：见空肠黏膜弥漫充血、水肿，可见结节状增生病变，散在糜烂、溃疡，病理活检为隐窝细胞坏死、脱落，黏膜上皮和固有层淋巴细胞浸润。诊断为肠道急性移植物抗宿主病（aGVHD）

诊断

肠道移植物抗宿主病

（此病例由中国人民解放军空军总医院消化内科提供）

点评

本病例于骨髓移植1个月后出现腹泻、呕吐、血便症状，小肠镜见空肠黏膜弥漫充血、水肿、糜烂、溃疡、结节状增生，血液生化检查提示肝功能损害。病理活检为隐窝细胞坏死、脱落，黏膜上皮和固有层淋巴细胞浸润。诊断为肠道急性移植物抗宿主病(aGVHD)。

近年来有关aGVHD的临床报告逐渐增多，其最常见的临床表现是腹泻伴腹痛、恶心、呕吐，大便多为黄绿色水样便，重者则可有便血，为暗红色或鲜红血便。病变主要累及盲肠、回肠和升结肠。过去因对小肠观察的相对盲区，我们对aGVHD小肠黏膜的了解相对较少。我们自2004年来已累积了5例aGVHD病例，均因顽固腹泻、便血行小肠镜检查得以明确小肠病变。内镜下的主要表现为小肠黏膜弥漫充血、水肿，散在糜烂、溃疡，黏膜组织脆，触之易出血。5例中的3例的结肠同时也有类似病变，但明显较小肠黏膜病变轻。另2例则于结肠未见明显病变。5例的胃黏膜均未见明显类似黏膜改变。

文献一般认为在临床上，如移植后出现腹泻、腹痛、恶心、呕吐等胃肠道症状，同时伴肝功能损害、皮疹等时要首先考虑aGVHD的可能。但对仅有胃肠道症状而无皮疹、肝功能损害者则要注意与移植预处理相关毒性如感染、霉酚酸酯相关肠炎鉴别。根据胃肠症状出现时间与预处理的关系，便菌培养等一般不难鉴别。当临床难于鉴别，症状顽固，尤其伴便血，病情加重时，可行小肠镜检查明确病变情况，以指导临床治疗。

（毛高平）

第四节　胰、胆疾病

1. 胰头多房性黏液性乳头状高分化囊腺癌

女性，51 岁，因上腹部不适 3 个月就诊。

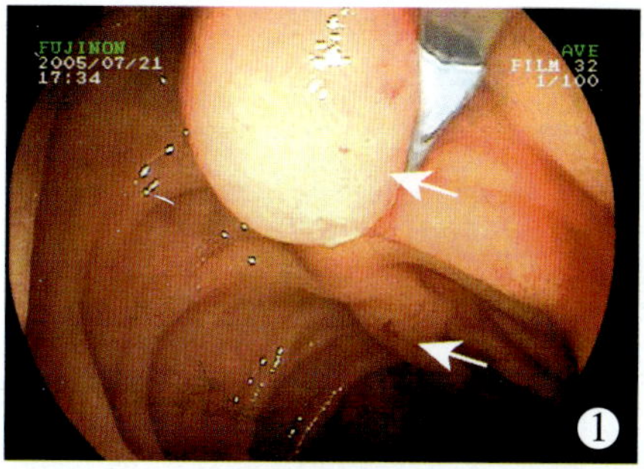

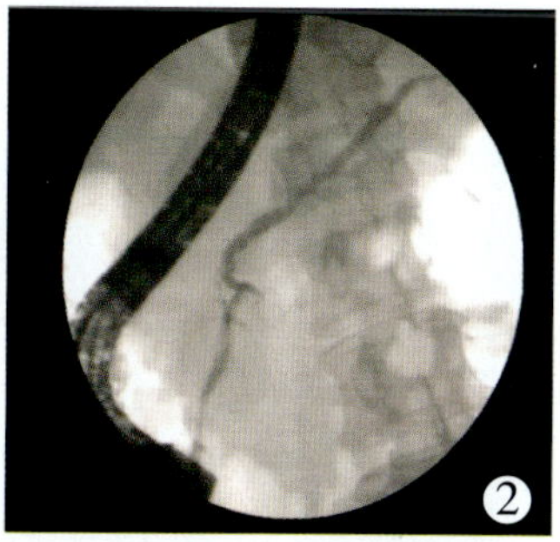

图 1　十二指肠镜下同时可见主乳头（远端）和副乳头（近端）

图 2　ERCP 胰管显影：箭头所指处为背侧胰管中断，近端未显影

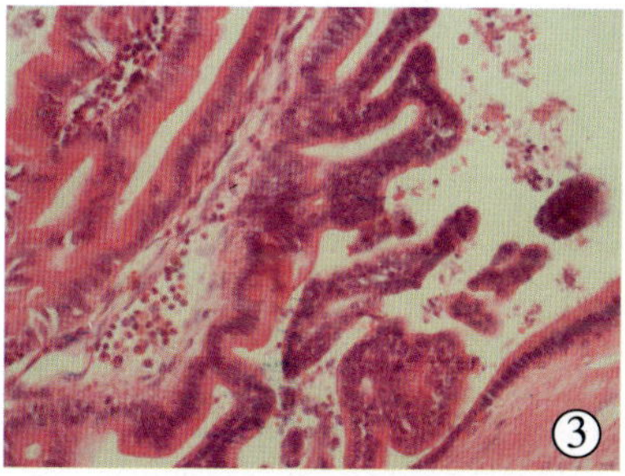

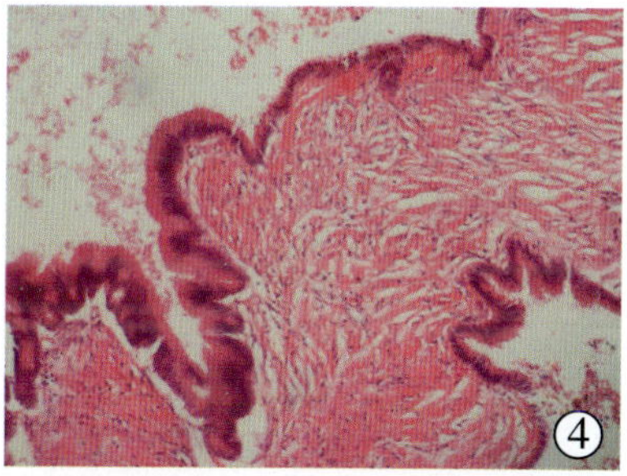

图3～4　手术切除胰头部，病理：胰头多房性黏液性乳头状高分化囊腺癌；肿瘤大小为6cm × 4cm × 3.5cm，癌组织侵犯十二指肠肌层，免疫组化示CK7（+），CK19（+），CK20（−），KI-67（+）<25%，TOPIIX（+）<5%，Her-1（−），Her-2（−），PCNA（+）<50%，VEGF（−），P53（+）< 50%，P170（+）

诊断

腆头多房性黏液性乳头状高分化囊腺癌

（此病例由中国人民解放军总医院消化内科提供）

2. 胰管内乳头状黏液性肿瘤（IPMT）

病例 1　男性，61 岁，因黄疸 3 个月就诊，检查示 AKP、γ-GT 明显升高，TBIL300μmol/L，DBIL 189 μmol/L。

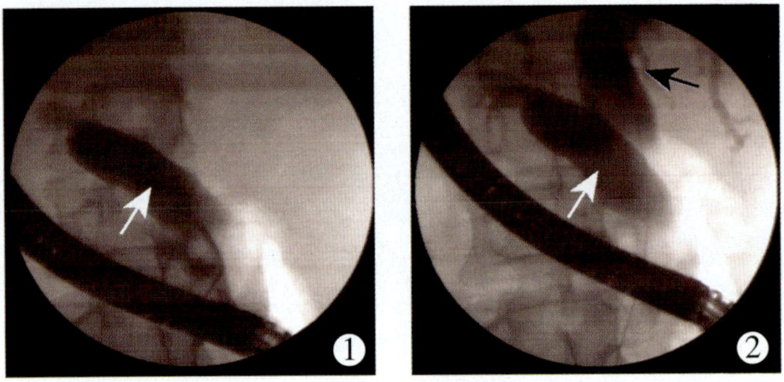

图1～2　ERCP：见胰管（白箭头）显著扩张，直径和胆总管（黑箭头）相近，最大直径达 1.5cm

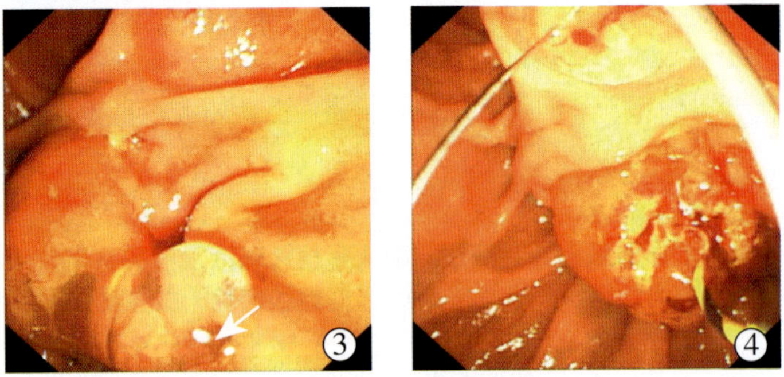

图 3 ～ 4　十二指肠镜下见乳头开口处有黏液流出

诊断

腴管内乳头状黏液性肿瘤，(IPMT)

（此病例由中国人民解放军总医院消化内科提供）

病例 2　女性，69 岁，反复发作性上腹痛 3 年就诊，腹痛伴恶心、呕吐，发作时血淀粉酶升高。

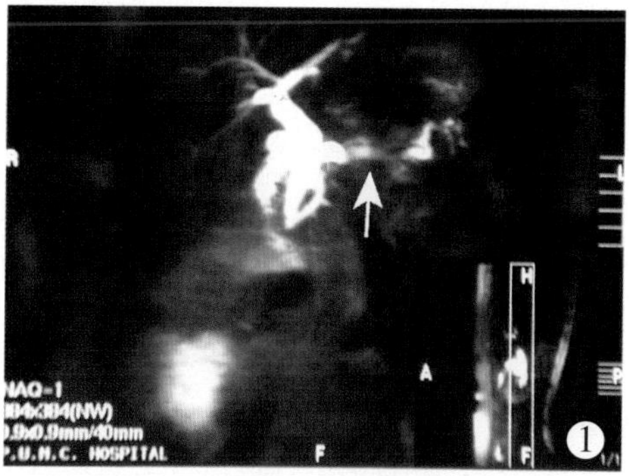

图1　MRCP：可见胰管扩张，胰体部胰管显示欠清（箭头所指为扩张胰管）

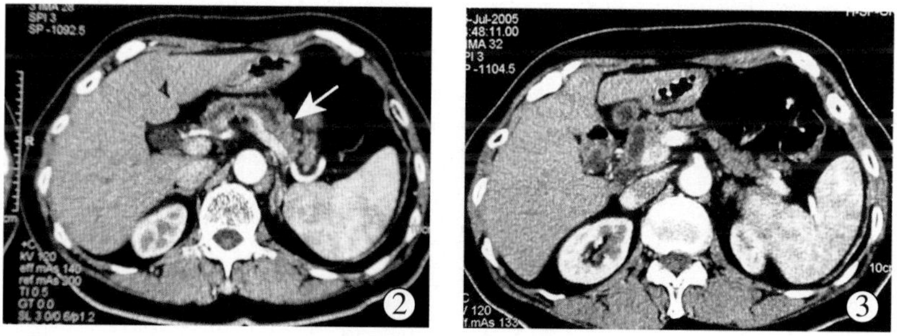

图 2 ～ 3　腹部 CT：可见胰管明显扩张（箭头所指）

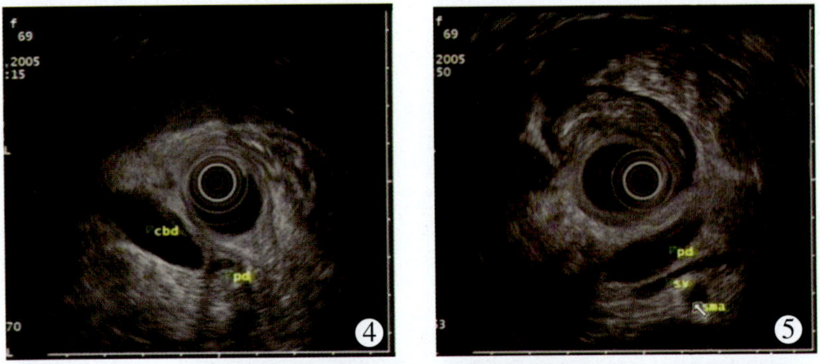

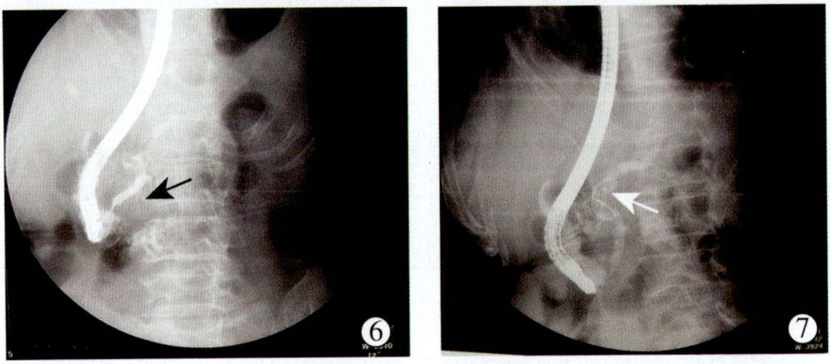

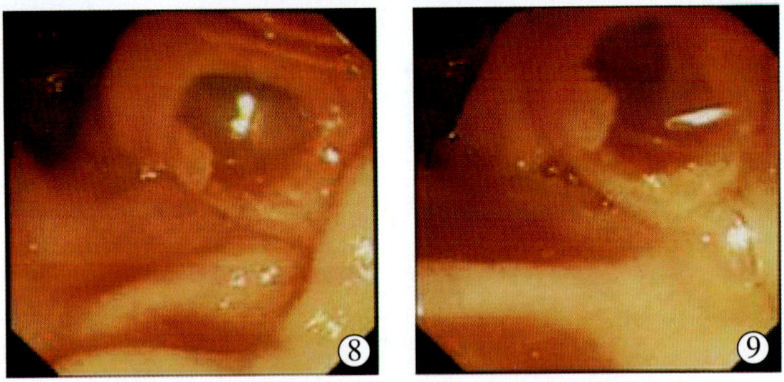

图 4 ~ 5　内镜超声：胰管显著扩张（图标 pd 所示为胰管）

图 6 ~ 7　ERCP：胰管显著扩张（箭头所指），其内可见乳头状充盈缺损

图 8 ~ 9　十二指肠镜下可见乳头开口处有透明黏液流出

诊断

IPMT

（此病例由北京协和医院消化内科提供）

点评

胰管内乳头状黏液瘤（intraductal papillary mucinous tumor of pancreas，IPMT），是指由胰管内分泌黏蛋白的上皮细胞乳头样增生而形成的一类胰腺肿瘤。其特征主要包括肿瘤分泌大量黏液，黏液滞留于胰管内，导致胰管扩张或呈囊性。目前将IPMT分为三种：主胰管型、分支胰管型和混合型。主胰管型以主胰管弥漫或节段性扩张为主要表现；分支型胰管内乳头状黏液瘤则分布在胰管的分支上，可以单发或多发；可以在一个分支上或可以在多个分支上。病变的中央可有分隔的、含液体的多腔样病变。IPMT有良性和恶性的可能。

主要临床表现：腹痛、乏力、纳差、消瘦等。因分泌黏液导致胰管内压力升高，从而使小的胰腺腺泡破裂，胰液外溢，胰酶激活引起胰腺炎，因此有20%～50%患者表现为反复发作的胰腺炎。10%患者可以出现黄疸。有的病人可以没有任何症状，因偶然的影像学检查而发现。

通过上述的内镜、超声内镜、ERCP、胰管镜等影像学方法得到诊断。

治疗：主要通过外科手术方法进行。IPMT的预后好，术后5年生存率为82%。

（杨爱明）

第五节　大肠疾病

1. 伪膜性肠炎

病例 1　男性，48 岁。严重复合外伤术后 2 月余，腹泻伴发热 17 天。术后抗感染治疗，17 天前出现腹泻、发热，稀水样便，20～30次/日，体温38～39℃，脉搏120次/分，血压110/74mmHg，恶病质，贫血貌，腹肌稍抵抗，左中腹部有深压痛，反跳痛可疑。血常规：WBC 40.9 × 10^9/L，N 85.3%，Hb 98g/L，PLT 738 × 10^9/L；大便涂片：可见革兰阴性杆菌、革兰阳性球菌，未见酵母样菌；大便培养：阴性（3次）；血培养：金黄色葡萄球菌。诊断为金黄色葡萄球菌败血症、伪膜性结肠炎，经静脉联合口服万古霉素抗感染及支持治疗痊愈。

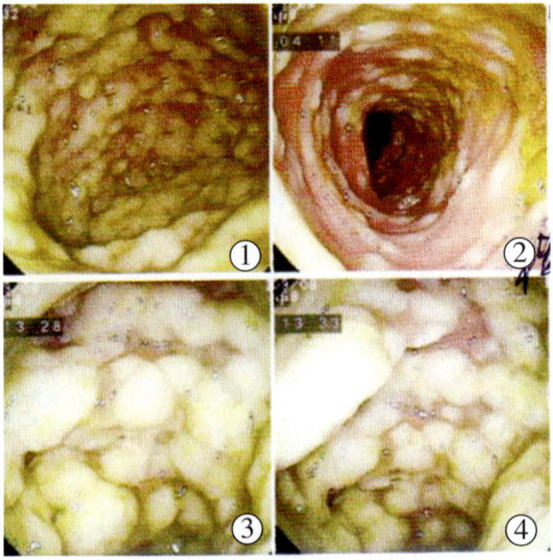

图1～4　结肠镜：肠黏膜弥漫黄白色结节样隆起，部分融合成片，病变以直肠最重

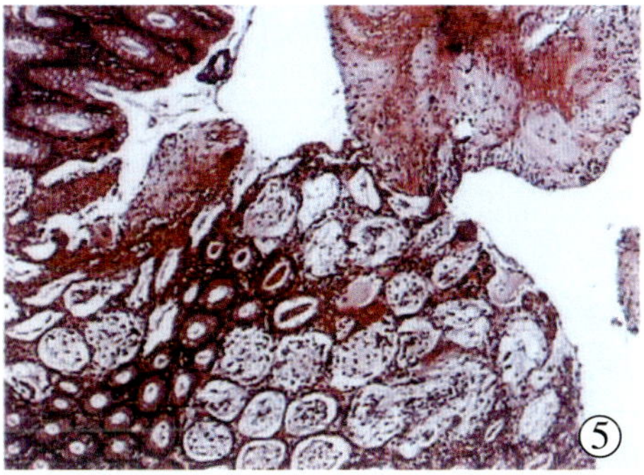

图5　活检病理：急性纤维素性渗出物及黏膜急、慢性炎伴部分腺体分泌亢进

诊断

伪膜性肠炎

（此病例由中日友好医院消化内科提供）

病例 2　男性，75 岁，因肺炎静点第三代头孢菌素 1 周，出现腹泻，每日 10 余次。

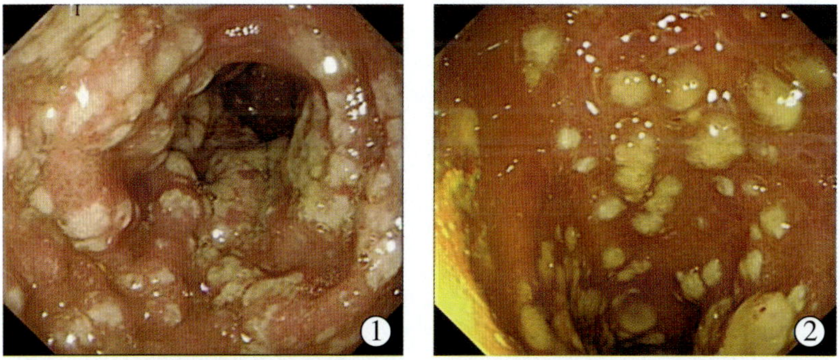

图 1 ～ 2　结肠镜：结肠弥漫充血、水肿，散在黄白色结节样隆起

诊断

伪膜性肠炎

（此病例由北京友谊医院消化内科提供）

点评

伪膜性肠炎是由难辨梭状芽胞杆菌的外毒素致病，常与应用抗生素密切相关，也是抗生素相关性结肠炎的一种类型，多数患者的病损仅累及远端结肠，可用乙状结肠镜检查。但1/3患者病损限于右半结肠，需做全结肠镜检查。内镜检查必须小心，要清除黏液，以露出斑块，镜下可见典型的黏膜斑块状损害，在抗生素相关性腹泻患者中，内镜检查除伪膜性结肠炎外，尚可见到红斑、水肿、黏膜脆性增加、结肠溃疡或出血，肉眼观察和活检标本病理改变高度提示特发性溃疡性结肠炎。本次报告两例均为应用抗生素相关的伪膜性肠炎，治疗应针对难辨梭状芽孢杆菌的抗菌药物，如万古霉素、甲硝唑、杆菌肽、替考拉宁等。

（陆星华）

2. 淋巴瘤

男性，55岁，慢性腹泻伴低热、消瘦半年；腹部CT：肝、脾略大，腹腔内可见肿大淋巴结，小肠扩张，肠壁增厚。

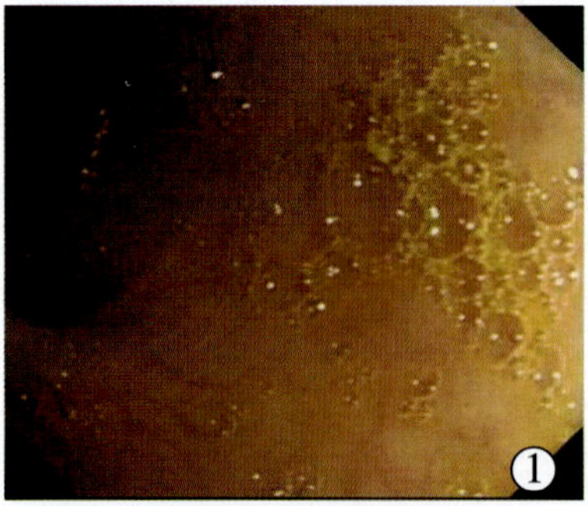

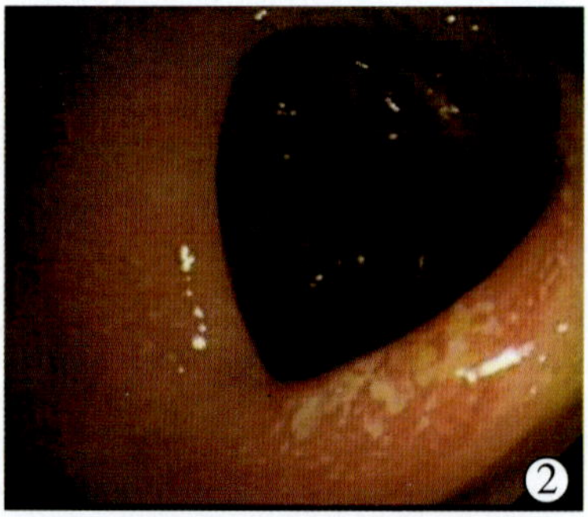

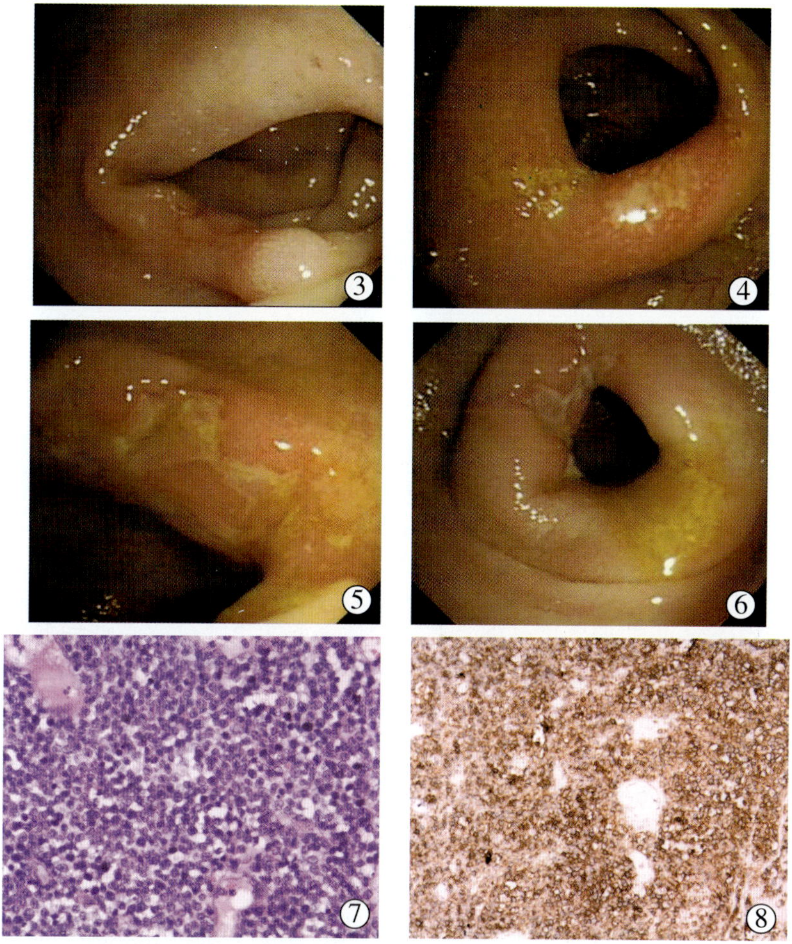

图 1　结肠镜：回肠末端散在白色颗粒样小点

图 2　结肠镜：升结肠黏膜糜烂，伴白色斑片样炎性渗出

图 3　结肠镜：横结肠显示圆形浅溃疡

图 4　结肠镜：降结肠黏膜糜烂及炎性渗出

图 5 ~ 6　结肠镜：乙状结肠黏膜显示不规则的浅溃疡

图 7 ~ 8　小肠霍奇金恶性淋巴瘤（T 细胞性），镜下为弥漫一致的淋巴瘤细胞浸润，CD3 染色胞浆阳性

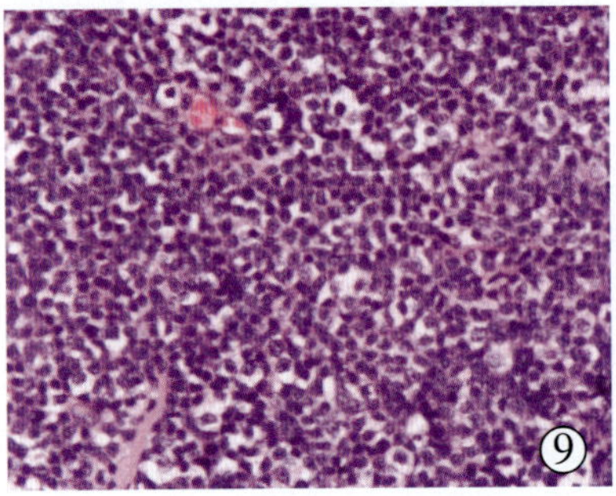
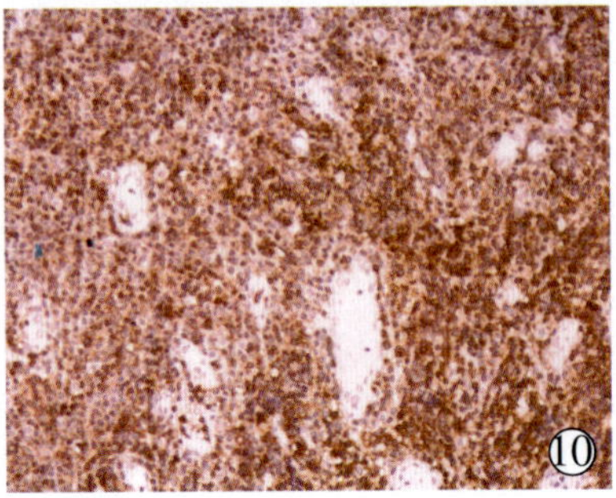

图 9 ~ 10　非霍奇金恶性淋巴瘤（T 细胞性）CD3（+）

诊断

淋巴瘤

（此病例由北京协和医院消化内科提供）

点评

肠道淋巴瘤是以黏膜下肿瘤样隆起最为多见，肿瘤起始部光滑，表面呈灰白色，可见点状糜烂或串珠样小溃疡，溃疡多呈不规则地图状改变，溃疡边缘可以呈黏膜下肿瘤的特征，溃疡性病变有时要与结肠癌或克隆恩病鉴别。个别可以表现为局部浸润型改变，但相对少见。弥漫性病变者需与溃疡性结肠炎鉴别。活检在诊断的确立上起了关键性的作用，但是，呈黏膜下浸润者活检的阳性率不高，有时仅 50% 左右，因此对这类病变可以通过超声内镜明确病变深度，通过大活检或局部深取和多取以获得阳性结果。

（杨爱明）

3. 肠结核

男性，34岁，右下腹痛1年余，间断腹泻，无黑便及脓血便，应用青霉素及激素治疗有效，停药后复发。当地结肠镜诊断结肠癌。体检：双侧颈部可触及肿大淋巴结，右下腹压痛。大便隐血

（+）；ESR 30mm/h；B超：腹腔内多发低回声；双侧颈部多发淋巴结肿大。

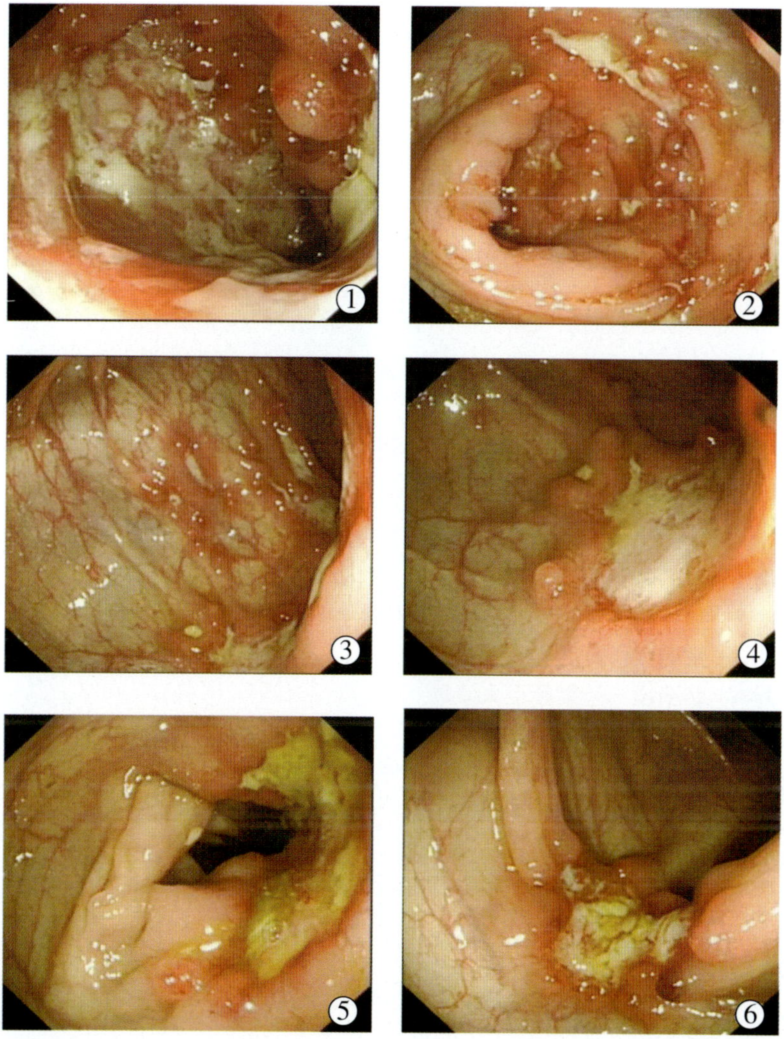

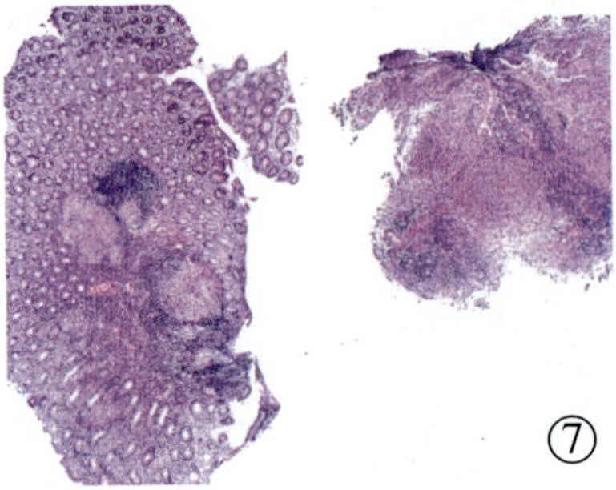

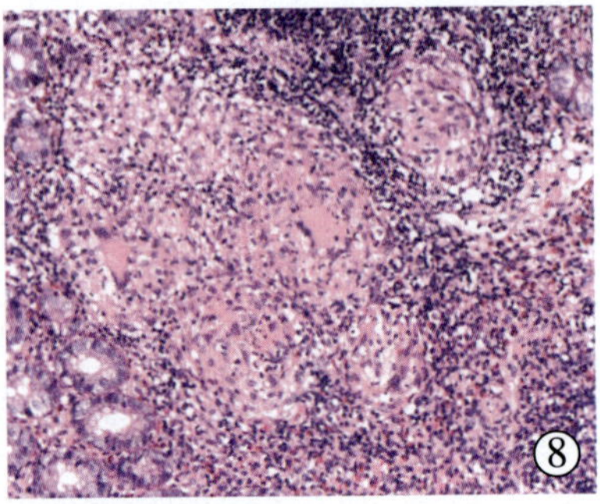

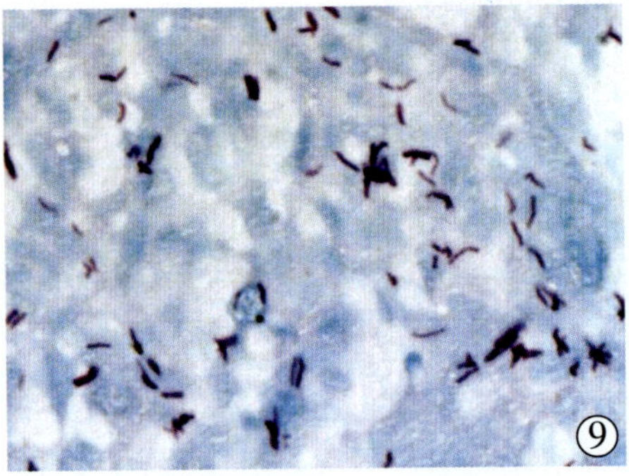

图 1　结肠镜：回肠末端巨大溃疡，并伴有炎症性假息肉
图 2　结肠镜：盲肠散在溃疡，伴增生性结节
图 3　结肠镜：升结肠多发性溃疡
图 4　结肠镜：升结肠巨大溃疡
图 5　结肠镜：横结肠巨大溃疡
图 6　结肠镜：降结肠巨大溃疡，伴增生结节
图 7　病理：低倍镜见肠黏膜下多个类上皮结节
图 8　病理：结核结节
图 9　病理：抗酸染色见类上皮结节中多量抗酸杆菌

诊断

　　肠结核

（此病例由北京协和医院消化内科提供）

点评

临床上肠结核很难与克罗恩病鉴别，但两者仍有些不同之处：①肠结核多伴有肠外结核灶；②肠结核并发肠瘘、出血、肠壁或器官脓肿的机会比克罗恩病少；③ X 线检查结核造成肠狭窄病变较短，肠道缩短比克罗恩病更明显，病变单纯累及盲肠的多考虑为结核，单纯累及回肠的多考虑克罗恩病；④内镜检查肠结核的溃疡常呈环行，而克罗恩病溃疡多为纵行，铺路石征多见于克罗恩病；⑤病理检查肠结核可在病变肠壁找到结核杆菌或干酪样坏死，而克罗恩病则否；⑥抗结核治疗肠结核有效，而克罗恩病效果差。

一般病例根据临床症状、体征和 X 线（或肠镜）有典型结核改变，肠外找到结核灶，抗结核试验治疗 6 周病情有明显好转，便可做出肠结核的临床诊断。

（陆星华）

4. 克罗恩病

男性，17 岁，间断腹泻、脓血便伴关节肿痛 5 个月，加重 2 周。体检：右下腹轻压痛，未及包块；多个关节压痛，右腕关节肿胀；肛检可见肛瘘。ESR 85mm/h；免疫指标及HLA-B27均（–）；骶髂关节 CT：右侧骶髂关节面不规则。

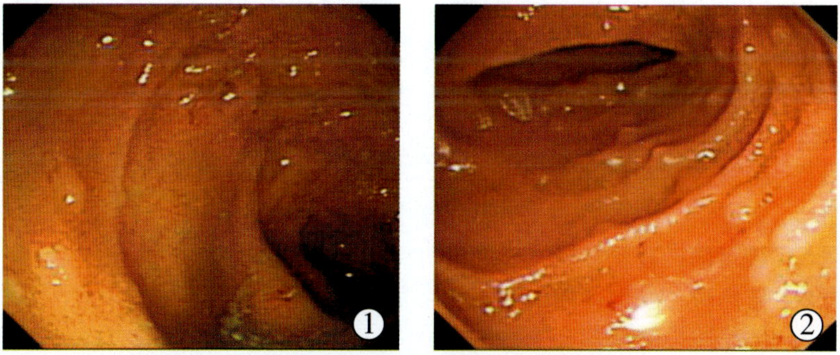

图 1 ~ 2　结肠镜：回肠末端阿弗他溃疡及炎性息肉

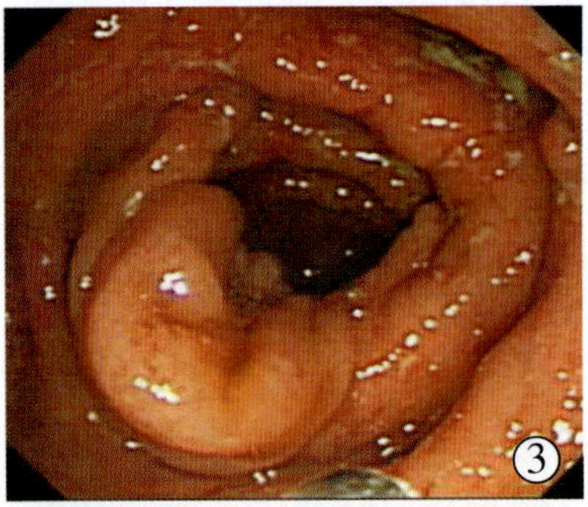

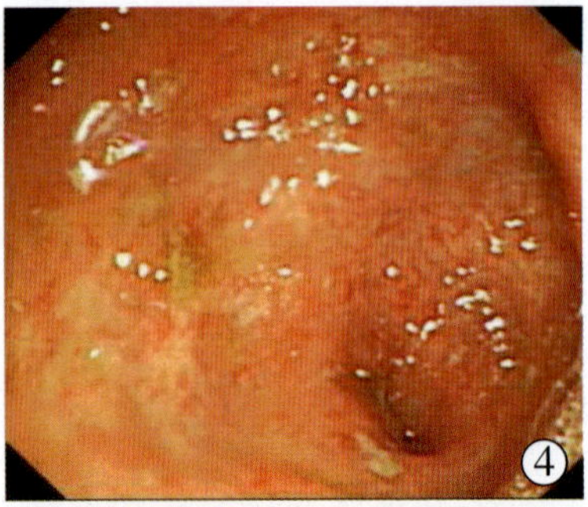

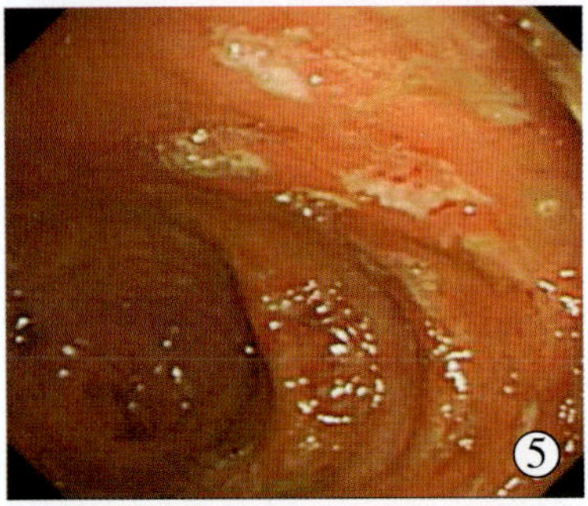

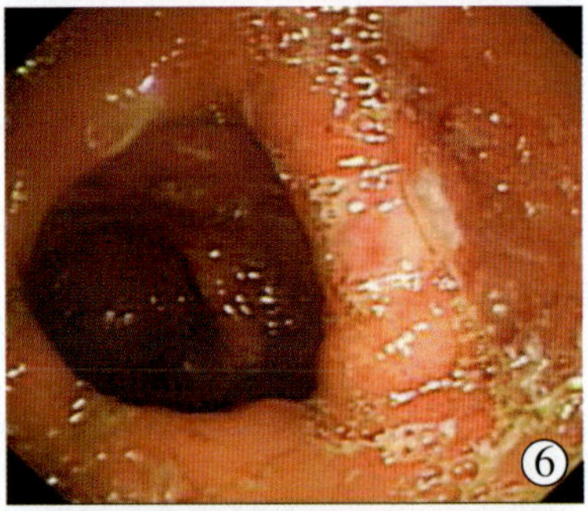

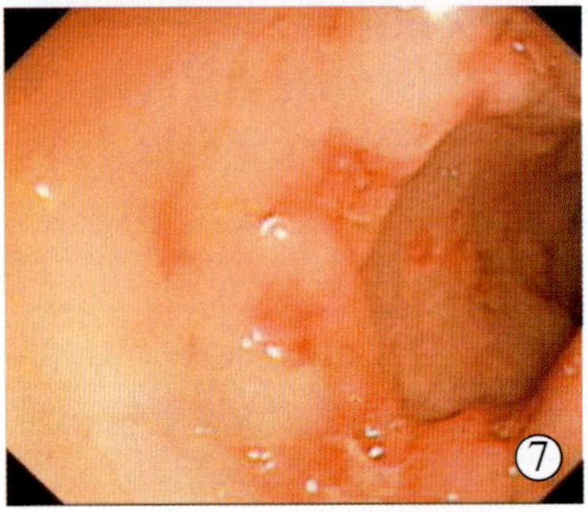

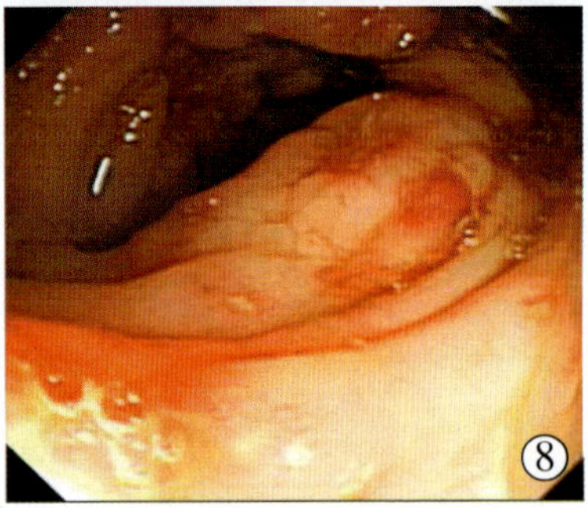

图3　结肠镜：回盲瓣溃疡

图4　结肠镜：阑尾周围充血、浅溃疡

图5　结肠镜：盲肠多发性浅溃疡

图6　结肠镜：升结肠多发浅溃疡

图7　结肠镜：降结肠阿弗他溃疡

图8　结肠镜：乙状结肠黏膜充血、浅溃疡

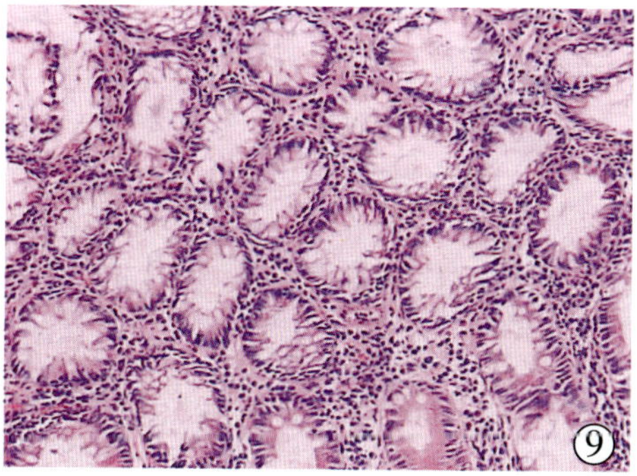

图 9　病理：结肠黏膜显慢性炎（HE × 10）

诊断

克罗恩病

（此病例由北京协和医院消化内科提供）

点评

克罗恩病（Crohn disease）是一种不明原因的非特异性炎症，可累及全消化道，局限于食管罕见（< 1%），多同时累及回肠和结肠。累及食管时的表现为：吞咽困难、吞咽疼痛伴胸骨后疼痛。内镜下表现：早期表现为黏膜充血、水肿、糜烂、多发性阿弗他溃疡、溃疡周围肿胀。进展期为黏膜皱襞结节状或鹅卵石样改变、假息肉的形成、管腔狭窄和瘘管的形成。病理：非特异性炎症，少数可有非干酪样肉芽肿。

（杨爱明）

第 3 章　疑难病例讨论

病例 1　以呼吸道症状为首发的消化道疾病

男性，76岁，因间断咳嗽、咳痰5年，加重40天收入呼吸科病房，咳黄色泡沫痰，700 ~ 1100ml/d，无发热、胸痛、腹痛及黄疸。既往史：2 年前发现胆管结石，有间断右上腹不适，无发热及黄疸；糖尿病 2 年，口服二甲双胍治疗；高血压 8 年；青光眼8年，6年前行手术治疗。入院后实验室检查：WBC 0.917 × 10^9/L，N 83.2%，Hb 11.5g/L；血清 ALT 16 U/L，AST 18 U/L，ALP 83 U/L，GGT 61 U/L，TBIL 42.5 μmol/L，DBIL 22.1 μmol/L，ALB 2.8g/dl；Glu 129mg/dl，肾功能正常。痰培养：大肠埃希菌（多次），克柔假丝酵母菌、白假丝酵母菌一次。痰液中胆红素 100μmol/L。

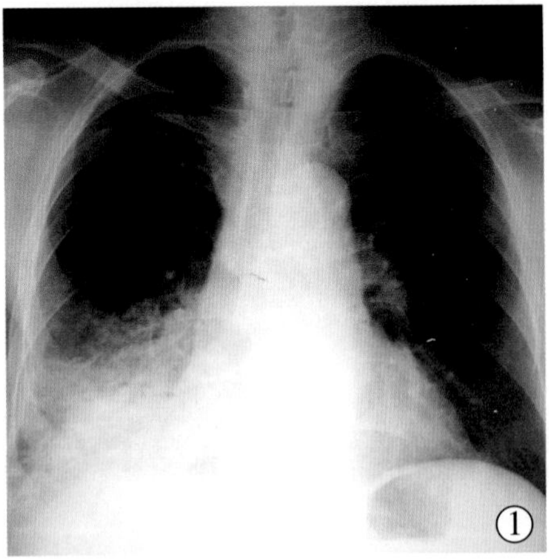

图 1　胸片：右下肺片状影，肺膨胀不全，少许胸腔积液

腹部 B 超示：右膈下可见 8.2cm × 3.5cm 低强回声团；胆囊 5.2cm × 2.5cm，内见多个结石，最大0.8cm，壁厚0.4cm；胆总管上段内径 1.1cm，下段显示不清，肝内胆管轻度扩张。

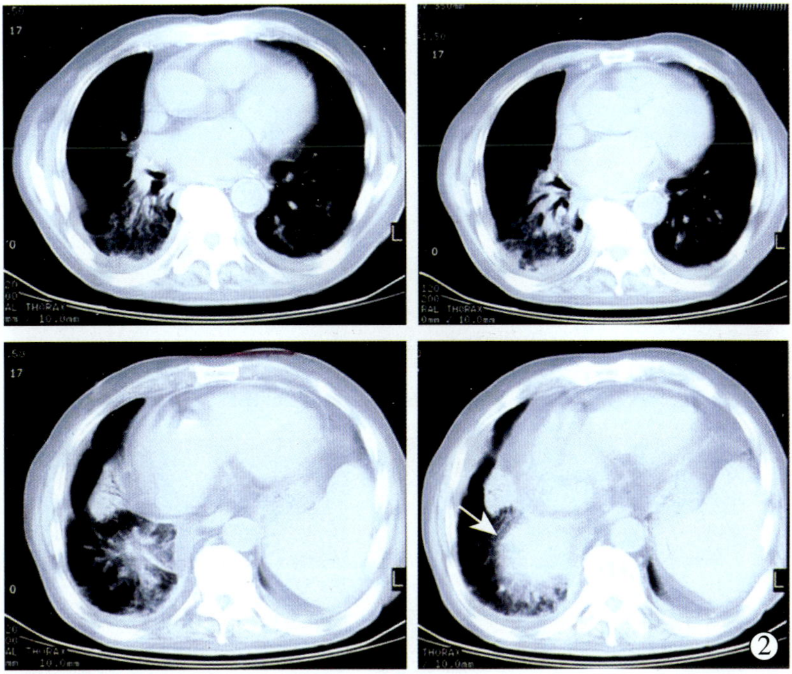

图2　胸部CT：右下肺实变影，右膈下局限性低密度灶，边界清晰，考虑为脓肿（白色箭头）

行腹腔镜探查发现肝与膈肌粘连，分离后找到膈下脓腔，冲洗后置引流管 2 根，术后胆汁引流量 400 ~ 600ml/d，咳痰明显好转。

行 ERCP 及 EST 取石，术中取出多枚结石，之后放置塑料内支架引流。ERCP术后膈下引流管即无液体流出，但经引流管造影示右支气管显影，2 个月后拔除膈下引流管并出院。

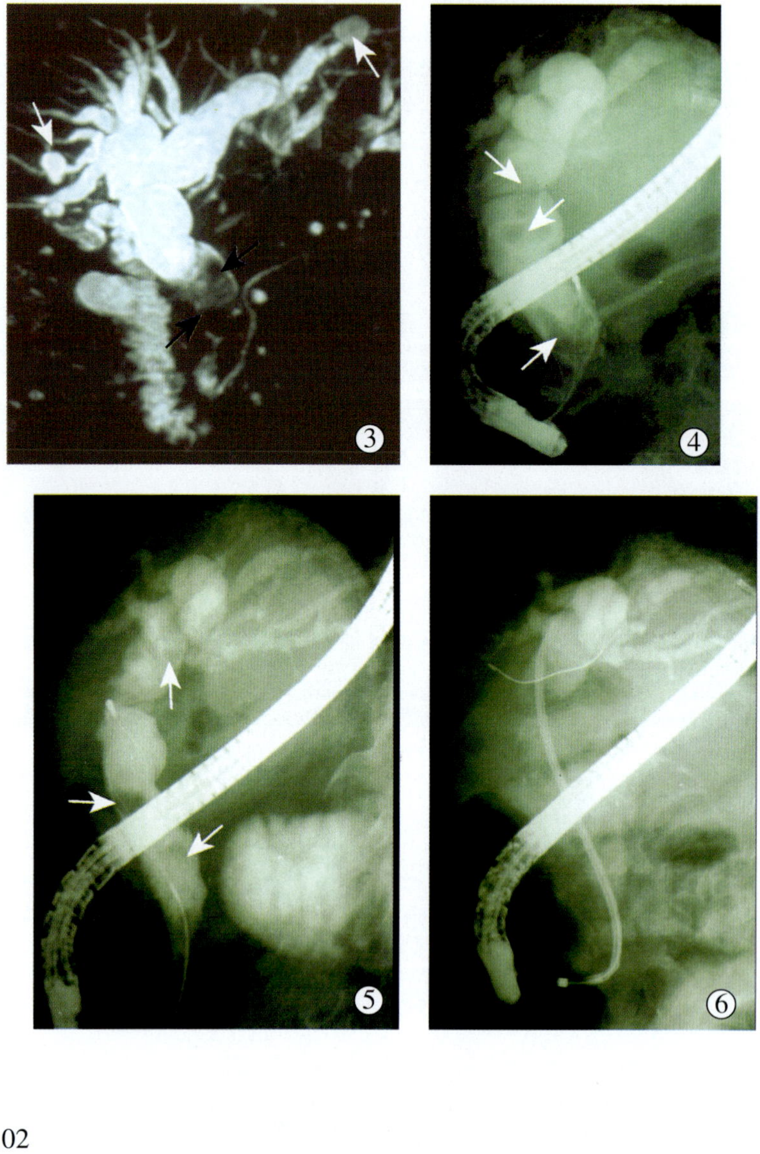

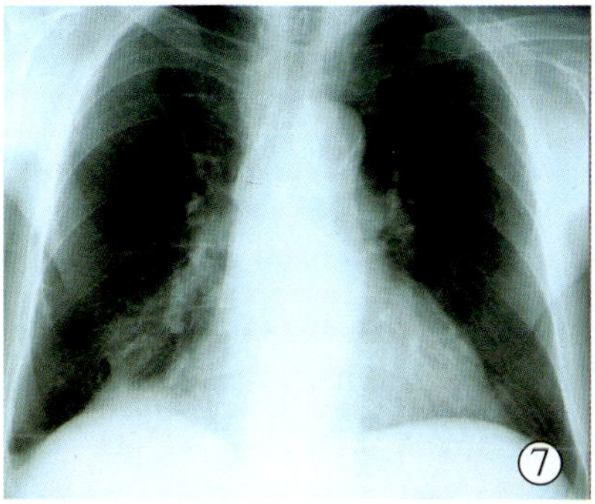

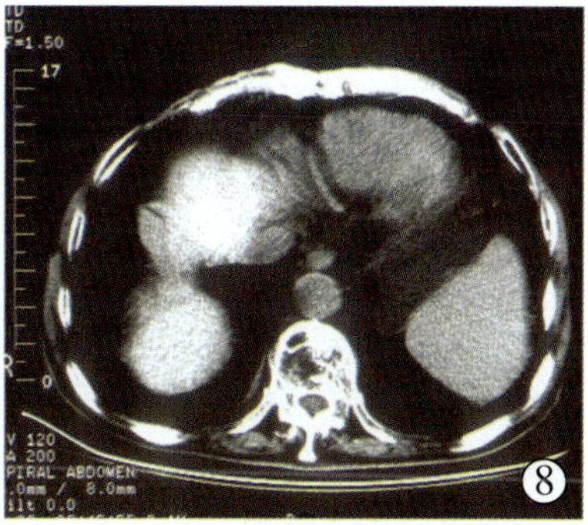

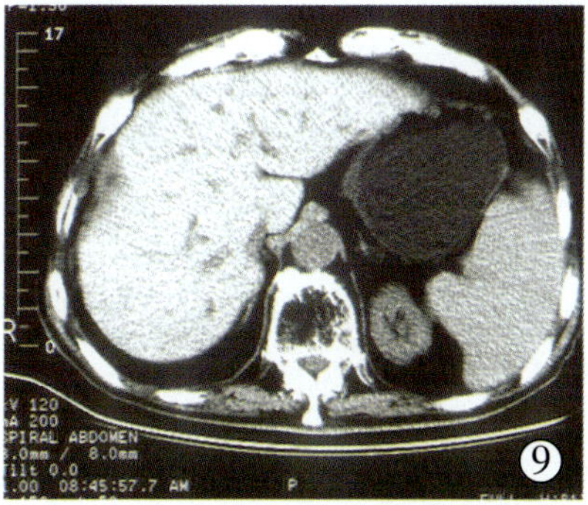

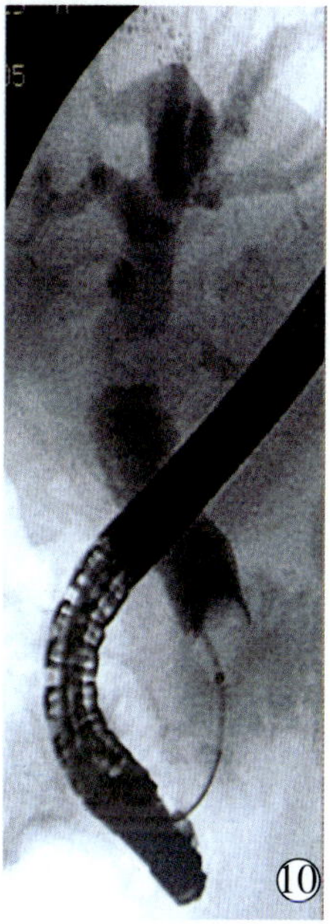

图3　MRCP：发现胆囊结石及胆总管结石，肝内外胆管扩张，肝左叶、右叶后段小囊肿（白色箭头），黑色箭头所指为胆总管结石

图 4 ~ 5　ERCP：胆管内多枚结石（箭头所指为结石）

图 6　放置塑料内支架引流

图 7　9 个月后复查胸片：右下肺炎症明显吸收，胸膜粘连，未见胸腔积液

图 8 ~ 9　胸部 CT：膈下脓肿消失

图 10　再次 ERCP：拔除胆管支架，肝总管未见结石，胆总管数个小结石，气囊取净

诊断

胆石症，胆道感染，膈下脓肿，胆管支气管瘘，肺部感染

（此病例由中日友好医院消化内科提供）

病例讨论

结合病史及检查治疗结果，考虑本例患者病程发展过程为：胆管结石→胆道梗阻合并感染→产生肝顶部脓肿→膈下脓肿→脓肿破裂后穿破膈肌进入胸腔→胆管支气管瘘并肺部感染。肝脓肿的形成一方面与胆管梗阻继发感染有关，也和患者老年、长期慢性病营养状态不佳、身患糖尿病自身免疫功能下降有关，整个疾病发展可能经历了较长的时间。对于这例患者而言，膈下引流与ERCP取石并胆管引流治疗是改变病程，导致最终痊愈的关键。胆管支气管瘘由Peacock在1850年首次报道（1例肝包虫病患者），Ochsner 1938年总结453例细菌性肝脓肿中胆管支气管瘘发生率为4%，我国俞友铭等在1994年报道573例肝包虫患者中的发生率为3.2%，而2004年包士廷等研究发现在613例肝脓肿中发生率为2.8%。常见的引起胆管支气管瘘的病因包括：肝包虫囊肿、阿米巴肝脓肿、胆道梗阻合并感染（即胆管结石并发肝脓肿、膈下脓肿）、创伤（外伤、手术）及先天异常。临床以咳嗽、咳胆汁性痰、胸痛为主要表现，多伴有胆道梗阻症状。主要检查方法包括：痰中胆红素测定（证实为胆汁性痰），胸部X片线可以发现右膈上抬、胸腔积液、肺不张或肺部感染等征象，腹部B超和CT能够发现肝或膈下脓肿、胆结石，最终确诊依赖于ERC或PTC发现造影剂进入胆管后越过横膈进入肺内，部分患者可以见到支气管显影。治疗关键在于引流脓肿、解除胆道梗阻，需要结合患者病情综合考虑选择外科手术、放射科介入或内镜下治疗，有时可以几种方法相结合，其中ERCP下EST取石并引流在解除胆道方面有很好的效果。随着医疗水平的发展，胆管支气管瘘的预后有了显著改善，1983年何振平等报道的死亡率为65.6%，到2004年，包

士廷报道的 17 例患者中仅有 4 例死亡，死亡率为 23.5%。

（樊艳华　赵洪川）

病例 2　因黏液便检查发现直肠罕见肿瘤

女性，60 岁，便后出现黏液 1 个月于 2002 年 12 月就诊。

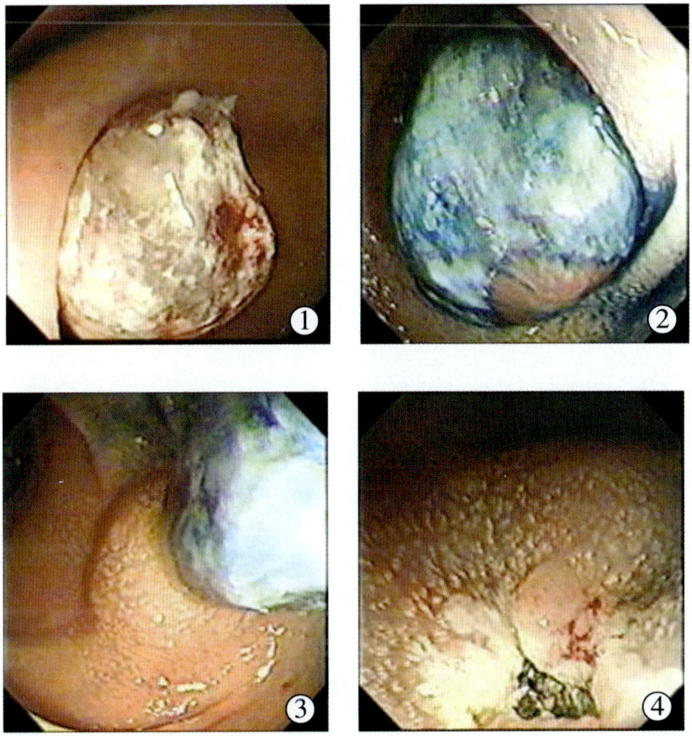

图 1～3　结肠镜：距肛门 8cm 处的直肠发现 1.5cm × 1.5cm 的息肉向腔内生长，表面结节状，颜色呈暗黑紫，覆有厚苔，息肉周围肠黏膜有白斑

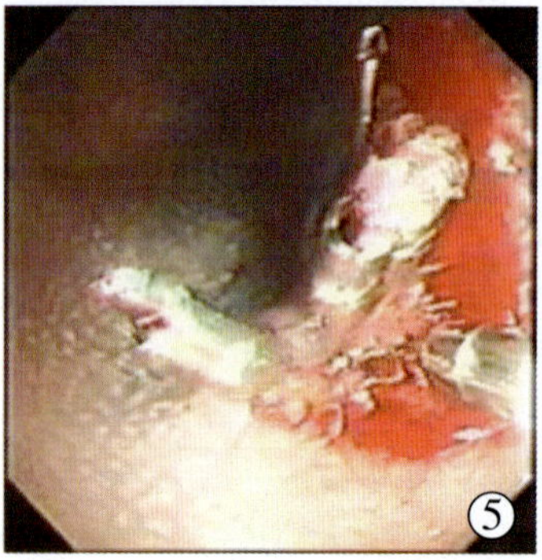

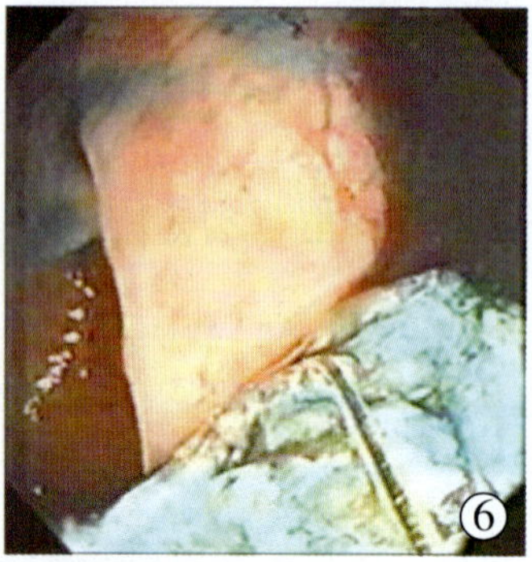

图 4 ~ 6　肿物 EMR 切除。术后病理为黑色素瘤

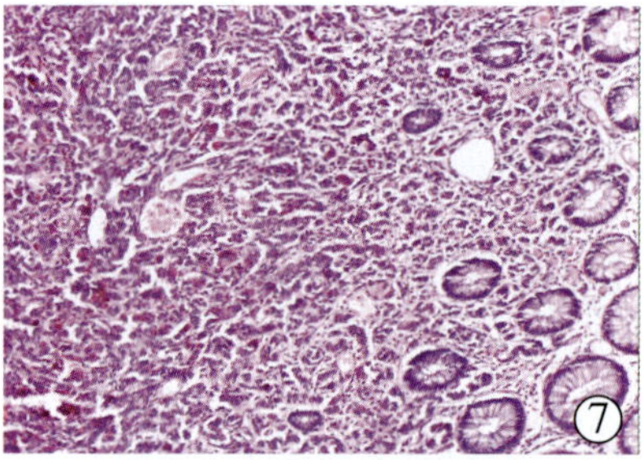

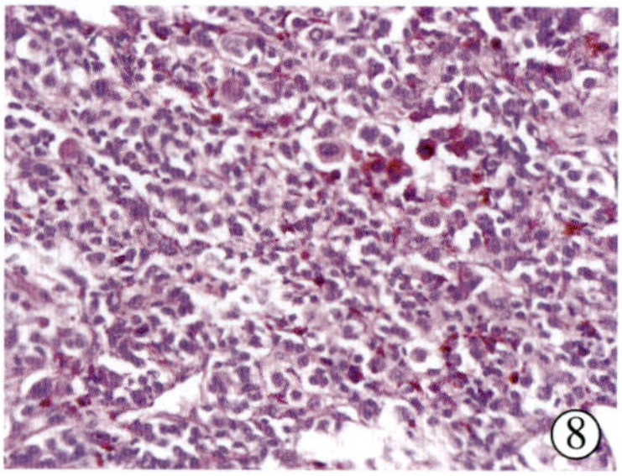

图 7　病理：直肠恶性黑色素瘤（高倍）

图 8　病理：直肠恶性黑色素瘤（低倍）

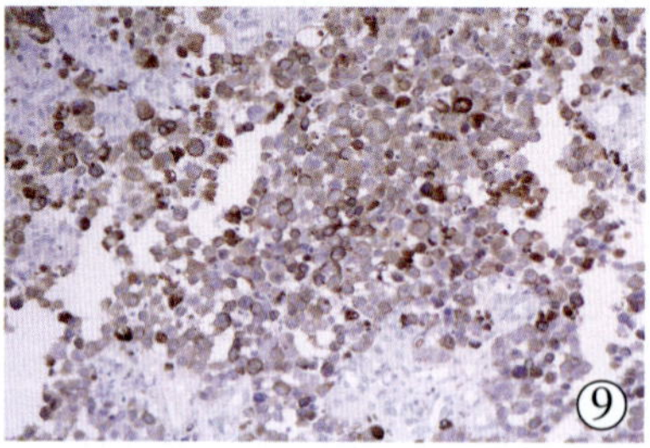

图 9　病理：免疫组化 S-100 阳性

遂转外科追加手术，行会阴、直肠、乙状结肠根治术，腹壁造瘘；手术后病理：肠黏膜慢性炎，淋巴结转移 0/22。术后给予干扰素及白介素 2 治疗 1 年。病情稳定，恢复工作。

术后2年半后出现腹痛、恶心、呕吐，腹平片发现气液面，考虑不全小肠梗阻，行第二次手术。术中发现腹腔数十个广泛转移结节，分布于小肠、结肠和网膜，呈黑紫色，大小不等，直径 0.1 ～ 7.5cm，最大者为 7.5cm × 5cm × 2.2cm，将部分结肠、小肠、网膜及可见的淋巴结切除。手术后病理：多发恶性黑色素肿瘤浸润肠壁全层，浸润脂肪组织、淋巴结（5/17）。

诊断

直肠黑色素瘤

（此病例由北京军区总医院消化内科提供）

病例讨论

肛门直肠的远端可发生黑色素瘤，虽不多见，但也不是极少见的。文献报道占此部位恶性肿瘤的1%，Morson估计每8个肛门鳞状上皮细胞癌及 250 个直肠腺癌中即有一个恶性黑色素瘤发生。肛门直肠的恶性黑色素瘤起源于齿状线上方的移行区，向上生长至直肠壶腹部。

结肠镜下黑色素瘤呈息肉样肿物突入肠腔内，较小时表面光滑，容易误诊为血栓痔，肿物增大时则呈不规则突起，表面结节不平，亦可有溃疡形成，与直肠、肛门癌相似，尤其部分黑色素瘤并不黑，与癌鉴别更为困难，需依靠组织学检查，但约半数以上肿物可有黑色素沉着。

（陆星华）

病例 3　以便血表现的罕见性血管病

男性，34 岁，6 个月前无明显诱因出现大便带血，伴有黏液便，多为便后滴血或鲜血便，偶有血块，3～4 次 / 日，每次量约 100～200ml，伴头晕、乏力；无腹胀、腹痛及发热。2005 年 2 月 17 日盆腔 CT 示左侧直肠壁增厚。

行直肠切除、经腹会阴结肠直肠黏膜吻合术。

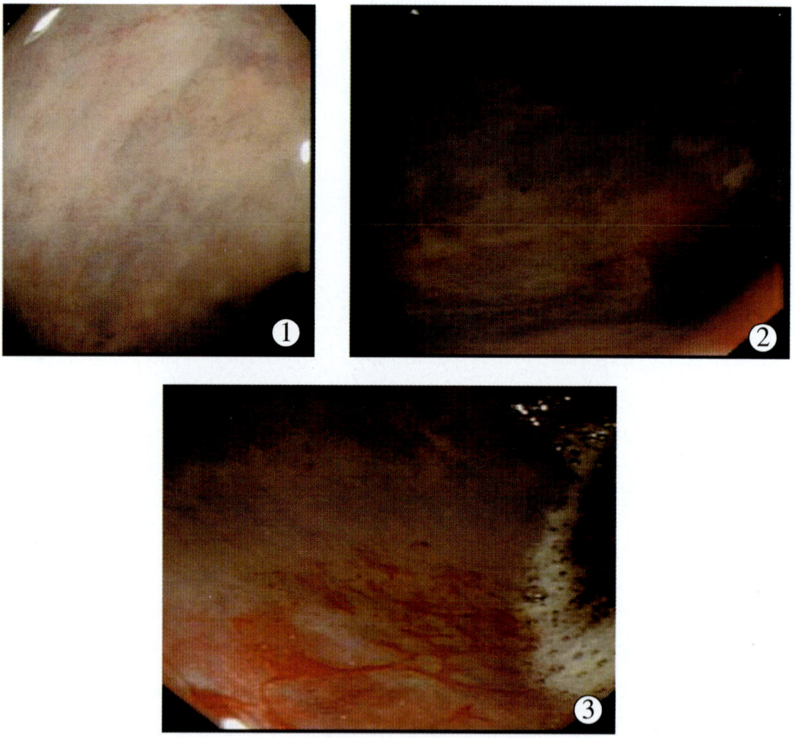

图 1～3　结肠镜：距肛门 10cm 以远肠黏膜呈蓝色微隆起样改变，部分区域呈网格静脉窦样，毛细血管扩张，表面光滑，并见少量新鲜血迹渗出

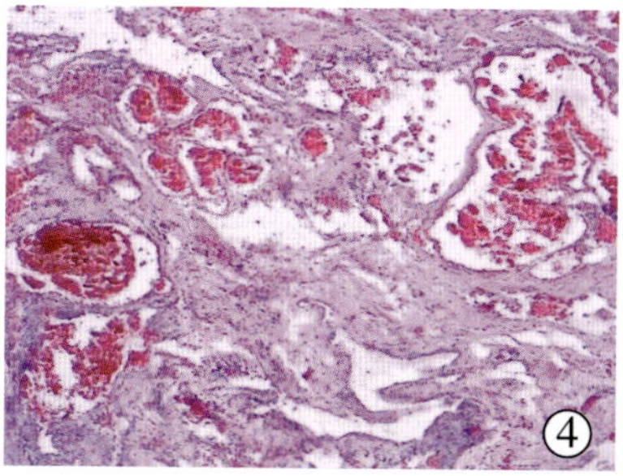

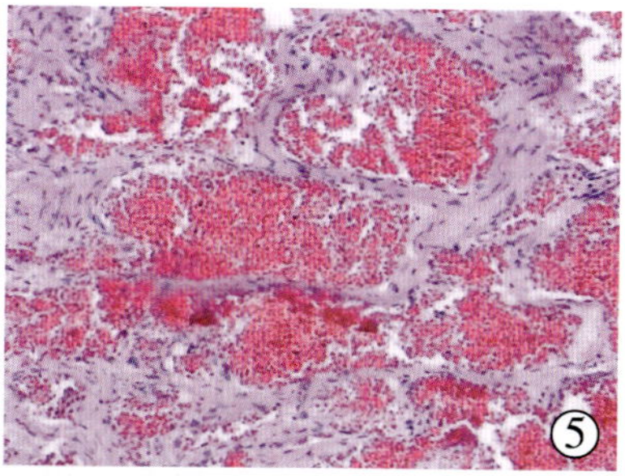

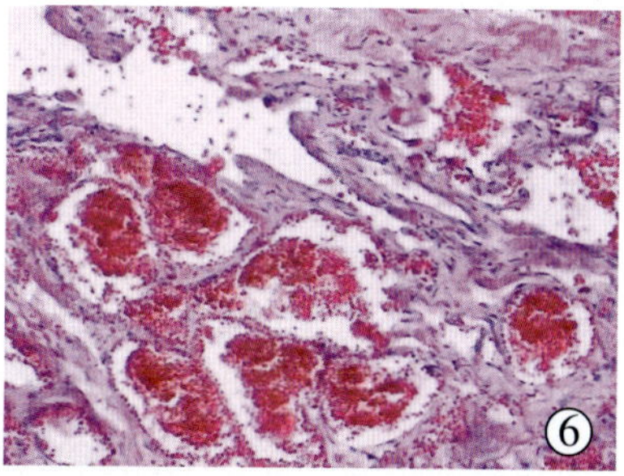

图4～6　手术后病理：直肠黏膜下，肌壁间弥漫性血管增生，部分区域呈海绵血管瘤样改变，间质伴有出血，结合临床可考虑血管畸形。患者术后恢复良好

诊断

直肠海绵状血瘤

（此病例由北京军区总医院消化内科提供）

病例讨论

结直肠弥漫性海绵状血管瘤是一种非常罕见的良性血管病变，其中50%～70%侵犯直肠和乙状结肠。肠镜和影像学检查是诊断结直肠海绵状血管瘤的重要方法。保留肛门括约肌功能的外科手术是治疗此病有效的方法。

（盛剑秋　韩英）

病例 4　胃扭转折叠表现的食管裂孔疝

男性，61 岁，因黑便伴上腹痛 4 天、进食哽噎感 2 天就诊，就诊前 4 天出现上腹正中钝痛、恶心，剧烈呕吐黄色液体 1 次，伴反酸、烧心。黑便每日 1 次，每次 50 ～ 200g。查体：贫血貌。实验室检查：血色素 65g/L。

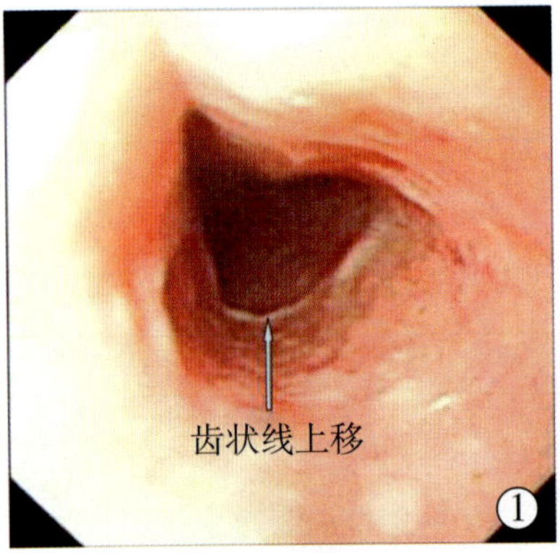

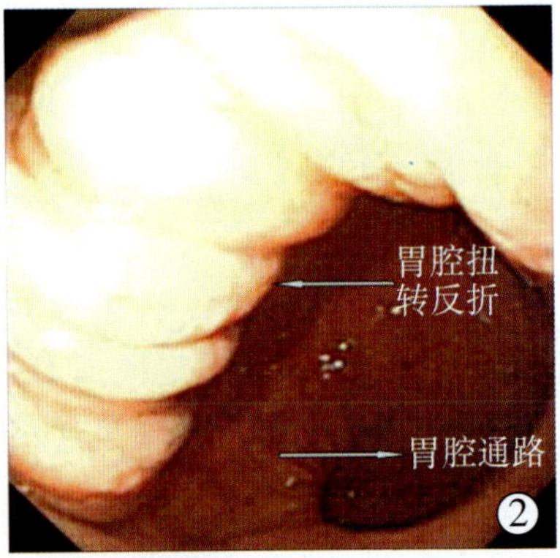

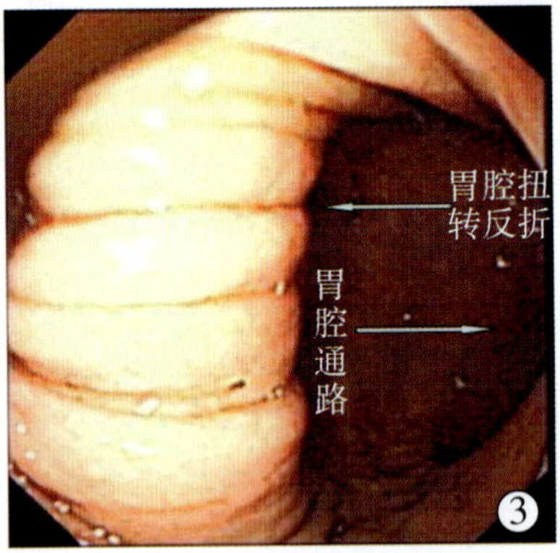

图1　食管-胃结合部上移，胃结构与常人不同，齿状线上移，食管近贲门处黏膜稍隆起、糜烂

图2～3　通过贲门后发现胃腔扭转折叠，胃底、胃体黏膜正常，但胃镜未能接近胃窦达幽门

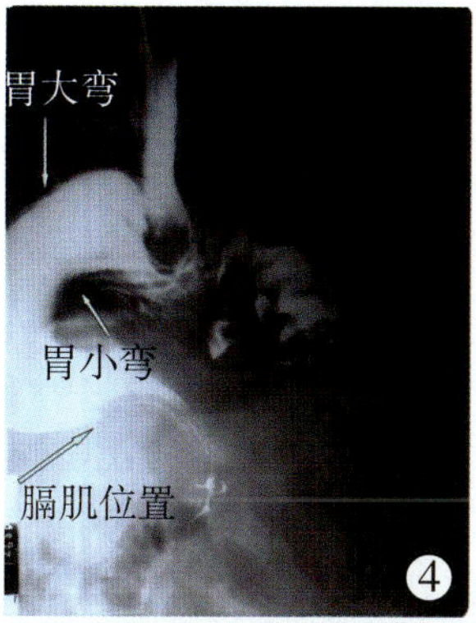

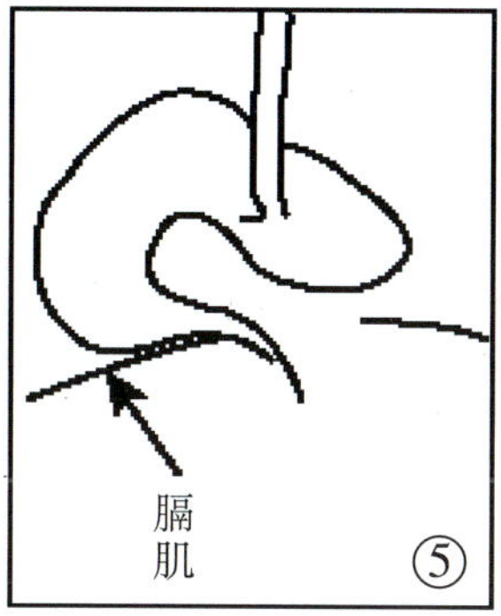

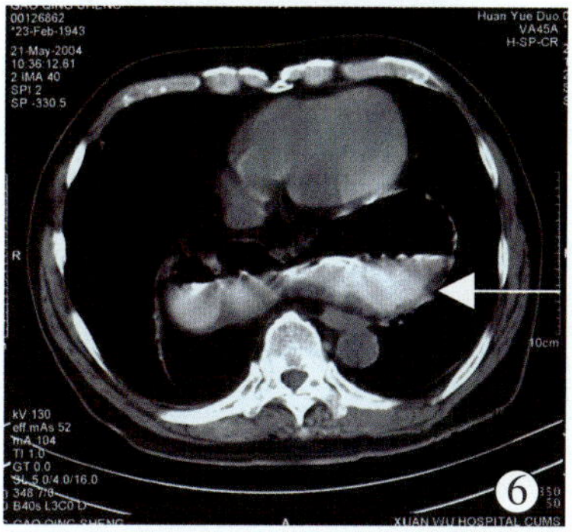

图4～5　上消化道钡餐造影：食管壁光滑。胃形态不规则，胃体部向上翻转、转位，胃体及胃窦位于双侧膈上。胃轮廓光滑，胃黏膜连续，未见龛影及充盈缺损。十二指肠球部充气不良，形态固定，无激惹

图 6　胸部 CT：双侧脊柱旁见囊状阴影，内见造影剂形成的气液平面，食管壁未见明显增厚，两侧肺门区及纵隔内未见异常增大的淋巴结

诊断

食管裂孔疝

（此病例由首都医科大学宣武医院消化内科提供）

病例讨论

食管裂孔疝（hiatus hernia）是指部分胃组织通过膈食管裂孔凸入胸腔。在某些病人，腹内其他脏器也可随同疝入胸腔。按照食管－胃结合部所在的位置，食管裂孔疝在形态上主要有三种：①滑动型食管裂孔疝（可回复性裂孔疝）；②食管旁疝；③混合型食管裂孔疝。滑动型最常见，占食管裂孔疝的90%以上。后两种情况少见。食管旁疝表现为胃的一部分（胃体或胃窦）在食管左前方通过增宽松弛的裂孔进入胸腔，有时还伴有胃-结肠-大网膜的疝入，但食管-胃结合部仍位于膈下并保持锐角。混合型食管裂孔疝是指以上两种情况均存在。胃的大部分疝入胸腔并发生扭转，有时胃大弯侧占据最高位置，称为倒置胃（upside down stomach）。此时可以发生胃腔阻塞，疝囊内食物和胃酸引流不畅而积滞，引起血流障碍，黏膜淤血，可发生溃疡、出血、嵌顿、绞窄、穿孔等后果。本例既有食管-胃结合部上移，又有胸腔胃的情况，应为混合型食管裂孔疝，倒置胃。由于大部分胃在胸腔，并发生扭转折叠，整个胃生理解剖结构改变，胃镜即使变换体位仍难以完成对整个胃的观察，此时应想到巨大食管旁疝或混合疝的可能，应尽快行上消化道钡餐造影检查以明确诊断。

（张泰昌）

病例 5　小肠不全梗阻

男性，46 岁，因间断腹泻、柏油便 2 个月，呕吐 9 天入院。2个月前患者无诱因突发腹泻水样便，为暗灰色，有较强臭味，量约 200 ~ 300 毫升 / 次，每天 6 ~ 8 次，持续 2 天后由稀水样转为柏油样便，每天 3 ~ 4 次，量约 200g/d，2 天后自行缓解。胃镜、结肠镜检查未见明确可以导致出血的病变；大便潜血由阳性逐渐转为连续三次阴性。

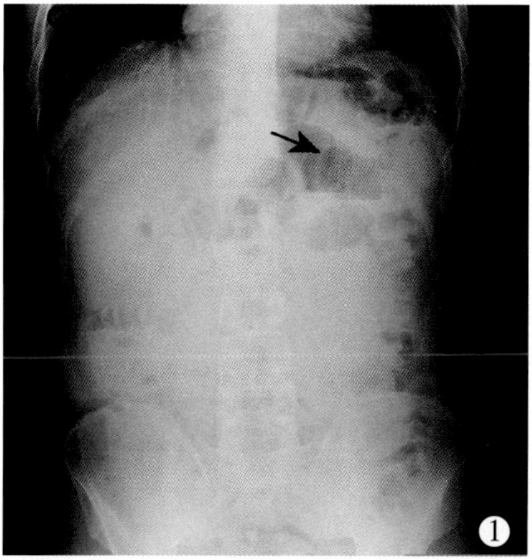

图1　腹部平片：左上腹小肠肠管扩张

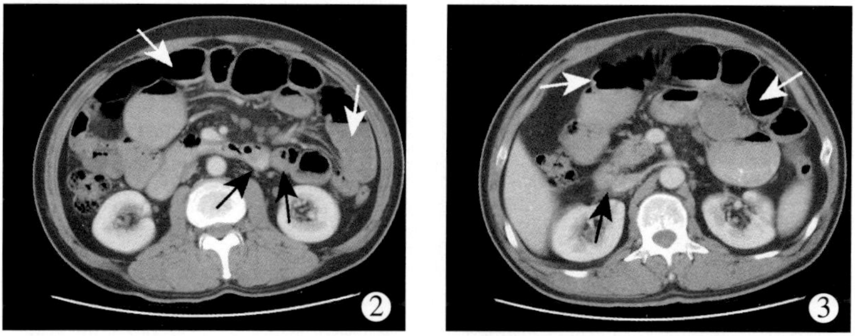

图2～3　腹部CT：小肠不全梗阻（白色箭头所指为扩张肠管，内有液气平），肠系膜淋巴结肿大（黑色箭头所指）

1个月后复查腹部CT仍显示小肠系膜周边肿大淋巴结，肠管扩张较住院时更为明显。9天前患者无明显诱因自觉上腹饱胀不适伴反酸、恶心、厌食，之后呕吐胃内容物及胆汁一次，呕吐后不适症状缓解，无明显腹痛，无发热、腹泻及血便。

入院查体：皮肤、黏膜无苍白或黄染及出血点，全身浅表淋巴结未及肿大，心肺（-），腹平坦，无胃肠型及蠕动波，无压痛、反跳痛及肌紧张，肝、脾肋下未及，未及包块，移动性浊音阴性，肝区、双肾区叩痛（-），肠鸣音4次/分。

实验室检查：血、尿、便常规均未见异常；血生化、电解质、血沉均正常；CA199、CA242正常。

蛋白电泳正常；抗结核抗体（-），血腺苷脱氢酶5.7U/L；腹部B超：肝、胆、胰、脾、双肾未见异常，肠系膜多发淋巴结肿大；结肠镜：大致正常；1∶2000 PPD试验：72小时强阳性（硬结直径20mm，伴红晕）。

口服钡剂小肠造影见1～6组小肠及回盲部顺序显影，约第2组小肠处可见梗阻征象，钡剂移动度及分离度欠佳，印象为小肠不全梗阻；小肠镜检查：黏膜广泛受累，表现为脆性大，绒毛稀疏，表面水肿，空肠下段、回肠散在性质相同的黏膜出血、糜烂，提示为出血性小肠炎；小肠黏膜活检病理发现大量中性粒细胞浸润，考虑为炎症。

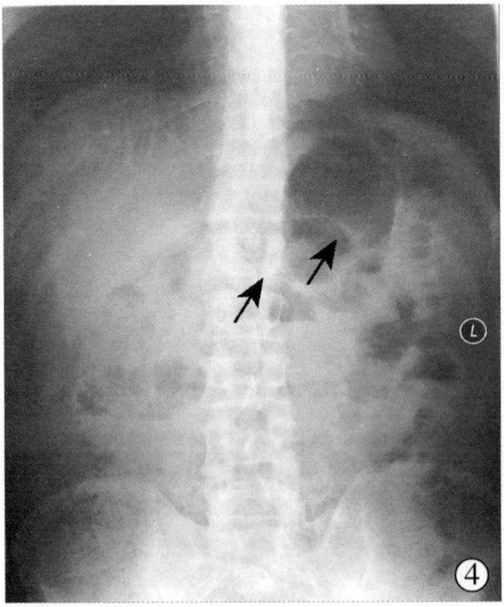

图4　立位腹部平片：肠管充气，左上腹见一处充气肠袢，较前明显加重，部分肠腔内见阶梯状液平面，考虑不全性肠梗阻（箭头所指为扩张肠袢及液气平）

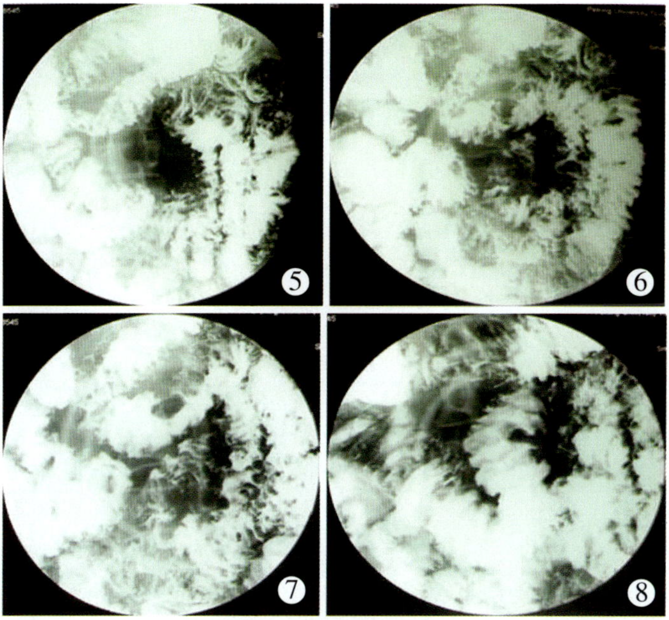

图 5 ~ 8　小肠气钡造影：钡剂涂布紊乱，钡剂移动度及分离度欠佳

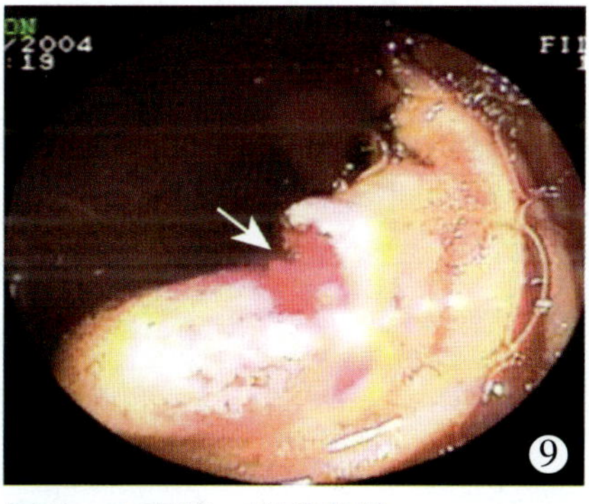

图 9　小肠镜：黏膜糜烂

诊断

小肠感染

（此病例由北京大学人民医院消化内科提供）

病例讨论

患者为急性起病，亚急性病程，主要表现为腹泻，初为稀水样便，后出现柏油便，提示病变位置在胃肠道并存在消化道出血，经胃镜、结肠镜检查未见明确病变，考虑病变位置在小肠；近期出现恶心、呕吐，腹平片、经腹部CT和小肠造影均提示小肠不全梗阻，结合临床特点：患者无明显腹痛，查体无肠鸣音亢进，小肠造影显示梗阻部位钡剂移动缓慢，考虑为动力性肠梗阻。小肠镜为出血性小肠炎的表现，病理证实为急性炎症。患者还有另外一个临床特点，即多次影像学发现肠系膜淋巴结肿大。

常见小肠出血性疾病包括：肿瘤、炎症性肠病、各种类型的肠道感染（包括结核），三者均可出现肠系膜淋巴结肿大，小肠动力性肠梗阻常见原因有肠道感染、结缔组织病和缺血性肠病，但同时具有上述特点而且急性起病的以小肠感染可能性更大，病原菌包括空肠弯曲杆菌、沙门菌等，PPD阳性可能是交叉抗原存在的结果。在给予利复星、替硝唑抗感染，培菲康调节肠道菌群治疗后患者症状逐渐缓解，复查腹平片未见明确扩张肠管，进一步证实了最初的诊断。

（刘玉兰）

病例 6 食管巨大平滑肌瘤

女性，27岁，因间断吞咽困难伴呕吐2年，加重半个月就诊。

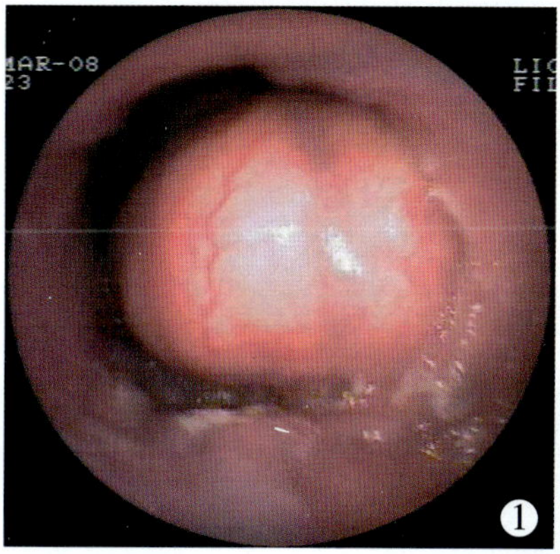

图1 胃镜：食管右侧壁、距门齿30cm 处可见占位性病变，大小约3cm×3cm，黏膜表面光滑，周围黏膜正常。胃镜接触该占位，可引起心率下降，最低可至 30 次 / 分

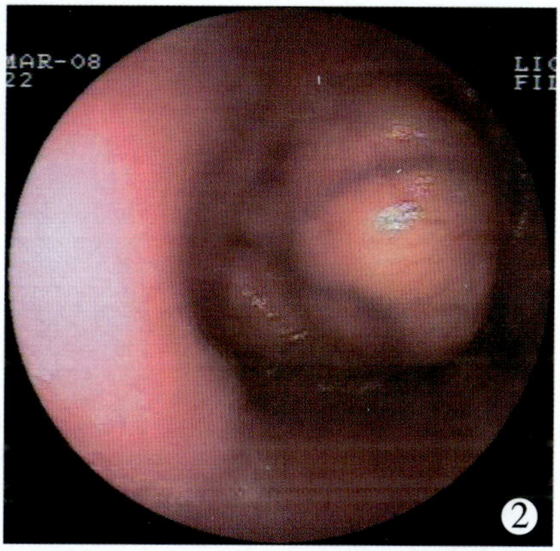

图 2 胃镜：食管中下段可见分叶状肿物，黏膜光滑

手术探查见胸腔内无明显粘连，无胸水。打开纵隔胸膜，游离下段食管并套带牵引，见肿物位于食管中段，长约18cm，外侵不明显，肿物上食管明显扩张，由肿物离心缘切开食管固有肌层，见肌层下巨大乳白色肿物，表面光滑，形状不规则。完整切除肿瘤，完整标本切除后长径达 19cm。

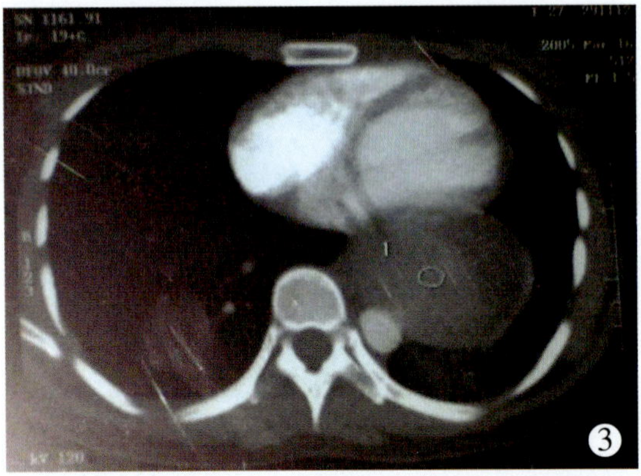

图 3　胸部 CT（增强）提示：食管中下段可见大小 85mm × 84mm × 60mm 肿物，有分叶，密度均匀，压迫降主动脉，纵隔淋巴结未见明显肿大

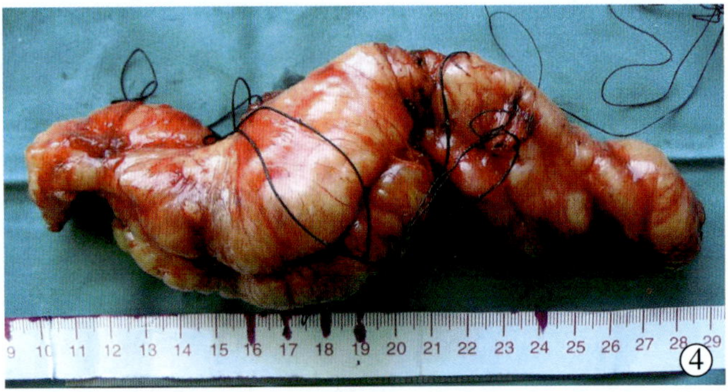

图 4　手术切除标本

病理：食管中下段平滑肌瘤，肿瘤大小 11cm × 8cm × 5cm。另见黏膜组织一块，大小约 4.5cm × 2.5cm × 1cm，于黏膜中央固有层下可见少许平滑肌组织。免疫组化标记肿瘤细胞Desmin（+）、Action 平滑肌（+）、CD117（–）、CD34（–）。

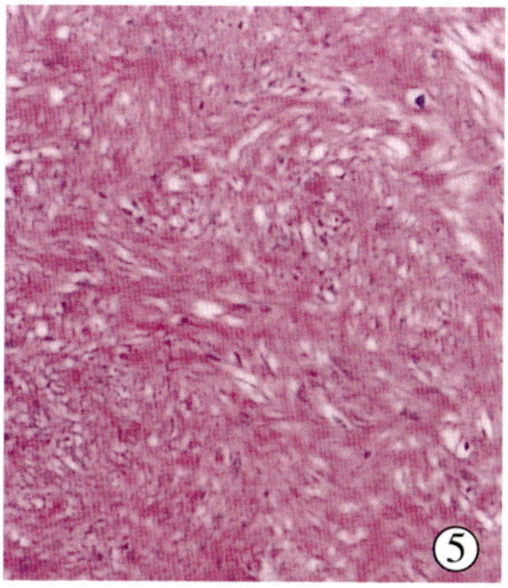

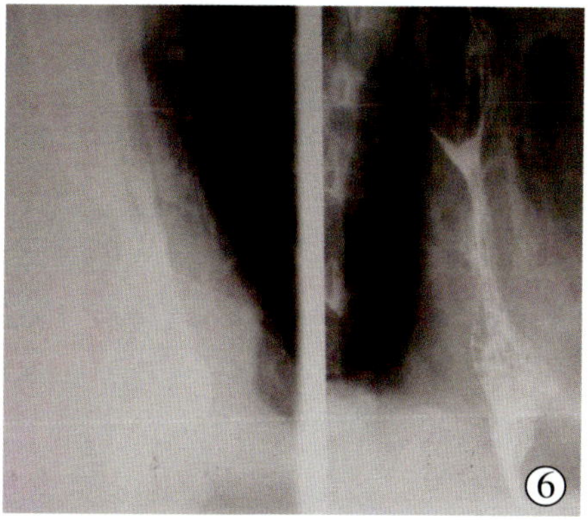

图 5　病理：食管中下段平滑肌瘤，肿瘤大小 11cm × 8cm × 5cm
图 6　全消化道造影：术后第 9 天，复查食管钡餐正常

诊断

食管平滑肌瘤

（此病例由中国人民解放军海军总医院消化内科提供）

病例讨论

食管平滑肌瘤是最常见的食管良性肿瘤，大部分肿瘤体积小，没有明显的临床症状，因此大多没有临床意义。97% 的病变生长于食管壁内，3% 向食管壁外、纵隔生长，报道大小可达 2～5cm，呈分叶状、马蹄形等，本例病变长达 11cm 在临床上实属罕见。临床上在内镜下见到隆起性病变较长，应该警惕有平滑肌瘤可能。通过内镜超声可以进一步明确病变的来源。同时，食管的巨大黏膜下肿瘤可能压迫心脏，影响心电或血流动力学。因此，在进行内镜检查时要注意这种不良反应，尽可能在心电监护的条件下进行，出现明显不适反应时应及时中止检查。

（杨爱明）

病例 7　缺血性肠病

1. 男性，老年，以腹痛、腹泻急性起病。30 ~ 50 次 / 日黏液黄水便，10 ~ 20 毫升 / 次，其中 1 ~ 2 次含有粪质。既往史：2 型糖尿病；2 年前患门静脉、肠系膜上静脉血栓；长期吸烟史。体检：左上腹肋缘下至盆腔耻骨上可触及沿肠管走行的条索样包块，横径约6cm，质硬、无压痛。大便常规：WBC 9/HP，RBC 1/HP，便潜血（+），便培养（−），大便找真菌（−），ESR 12mm/h，CRP 13.57mg/L，血 IgE 292 IU/ml，嗜酸性粒细胞在正常范围；肿瘤标志物：CEA、AFP、CA199、T-PSA均位于正常范围；腹部B超：结肠脾曲至乙状结肠肠壁广泛增厚性改变。

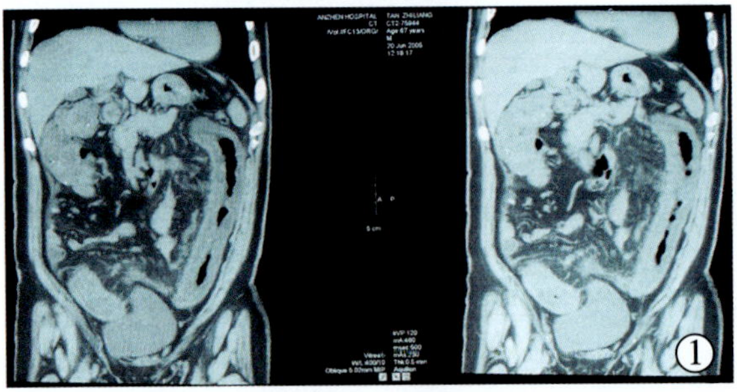

图1　腹部CT：降结肠及乙状结肠、直肠肠壁广泛增厚、水肿，肠系膜水肿

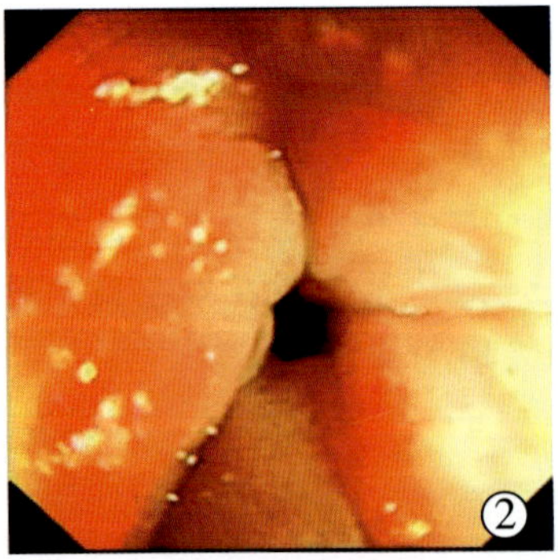

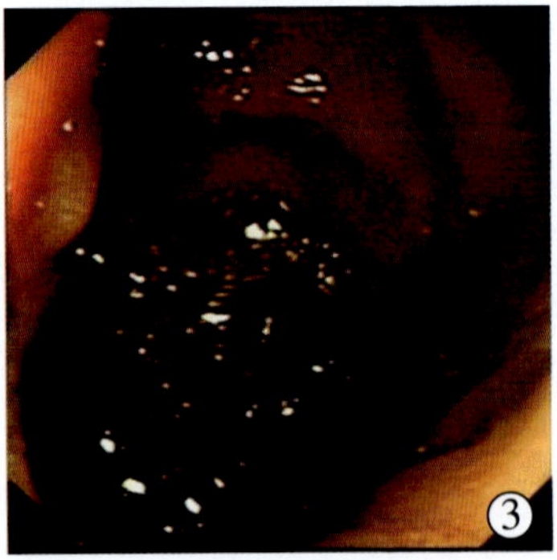

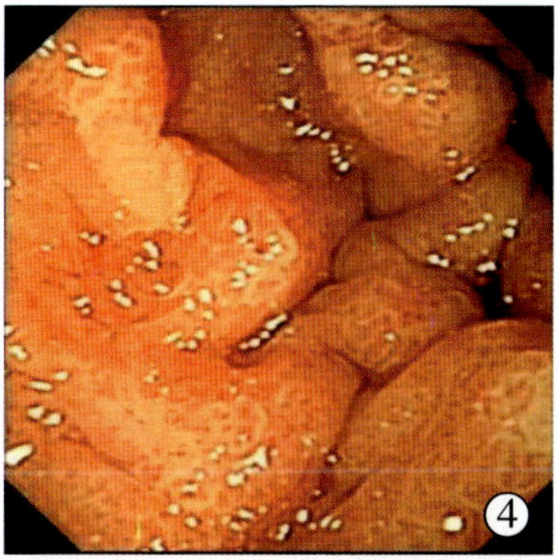

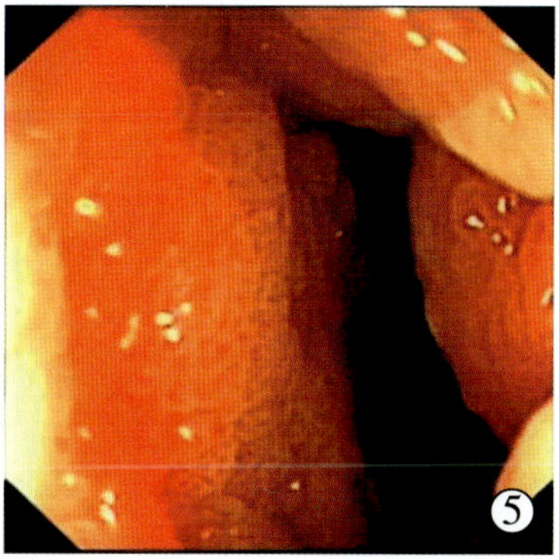

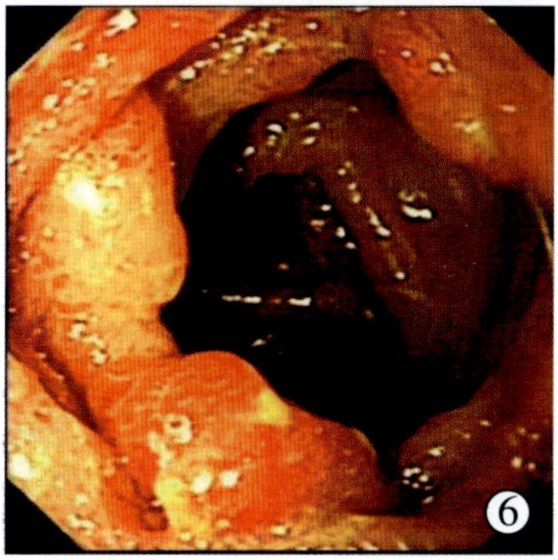

图2～6　肠镜：直肠至横结肠脾曲黏膜充血、水肿，肠腔狭窄；病理为黏膜炎；送检组织未见淀粉样物沉着

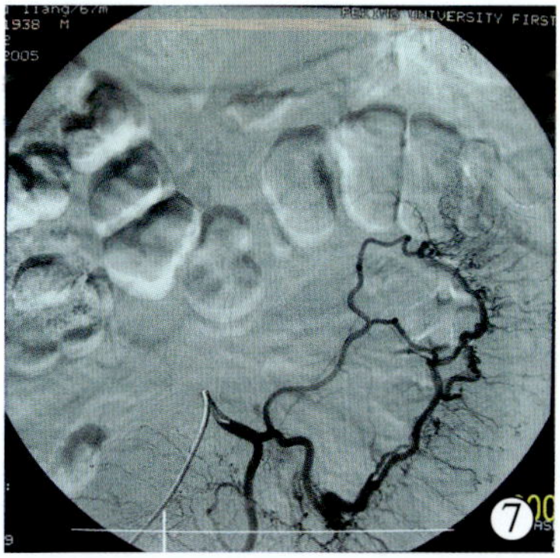

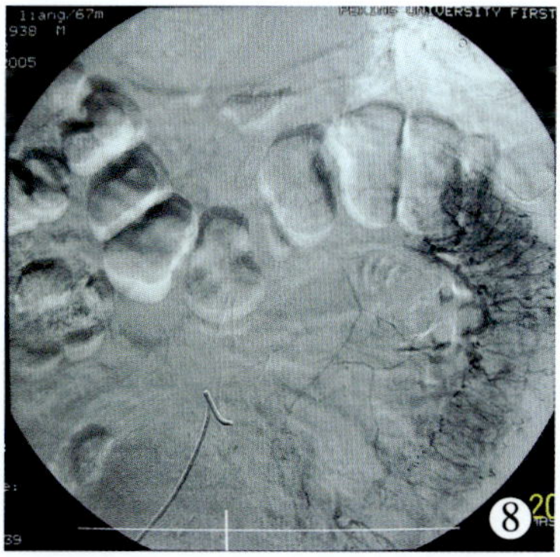

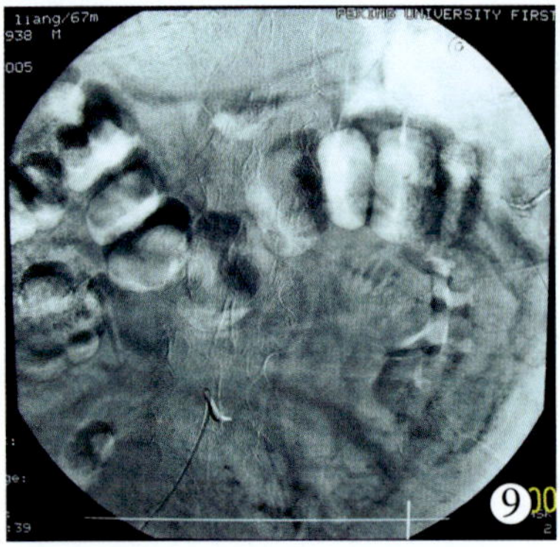

图7～9　肠系膜下动脉血管造影（DSA）检查：静脉期肠系膜下静脉未显影

诊断

缺血性结肠炎

（此病例由北京大学第一医院消化内科提供）

2．男性，70岁，左中腹间断性隐痛，便血5天。5天前进食（元宵）后出现左中腹部间断性隐痛，排稀便2次，混有鲜血，当地某医院结肠钡灌造影检查提示“结肠占位”，拟行结肠占位手术切除。有 3^{+} 年心绞痛病史。

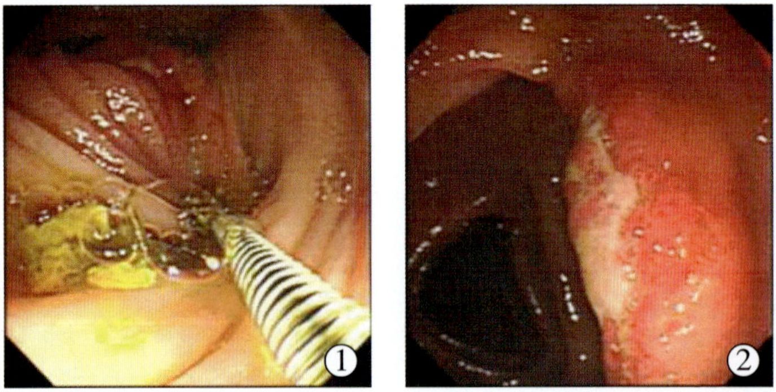

图1～2　结肠镜：结肠肝曲、横结肠共有3～4个溃疡病灶，直肠、乙状结肠见数条纵行线样溃疡

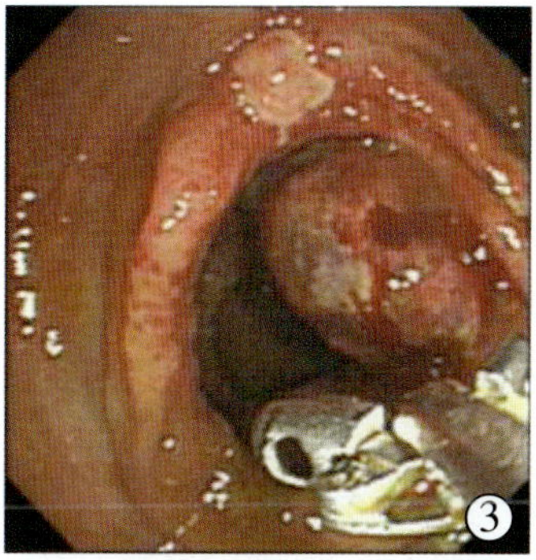

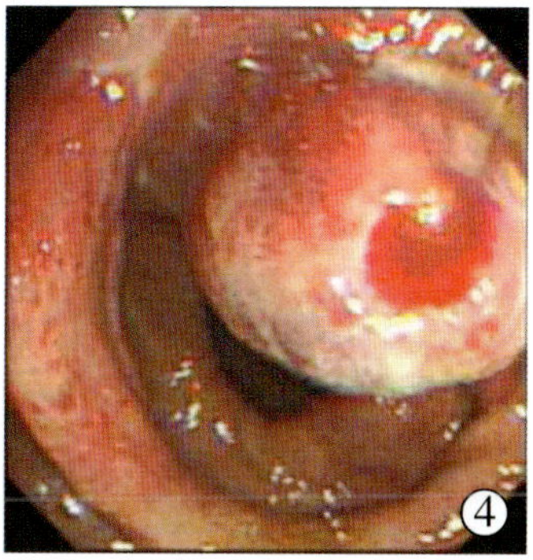

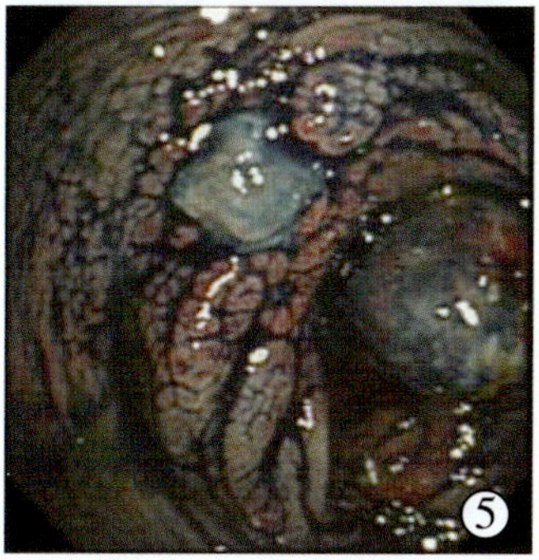

图3～5　结肠镜：结肠脾曲可见一球形结节突出肠腔，大小2.5cm×3.0cm，周围黏膜充血、糜烂，表面白苔附着

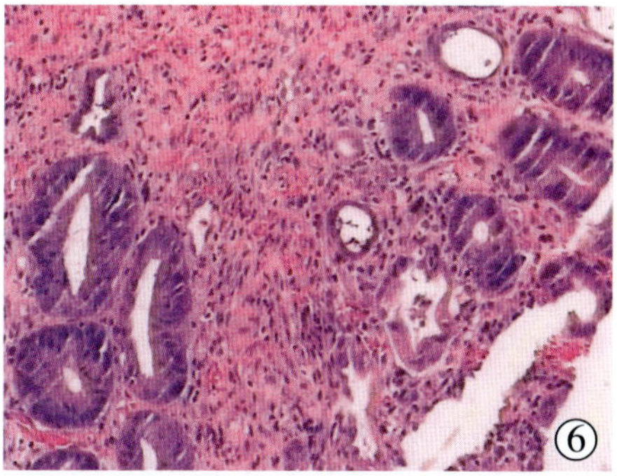

图 6　病理：肝曲、脾曲肠黏膜组织重度慢性炎伴急性炎

给予葛根素活血、法莫替丁抑酸、贝飞达胶囊调节肠道菌群紊乱，两周后复查肠镜提示脾曲溃疡愈合，结节消失，症状、体征消失。

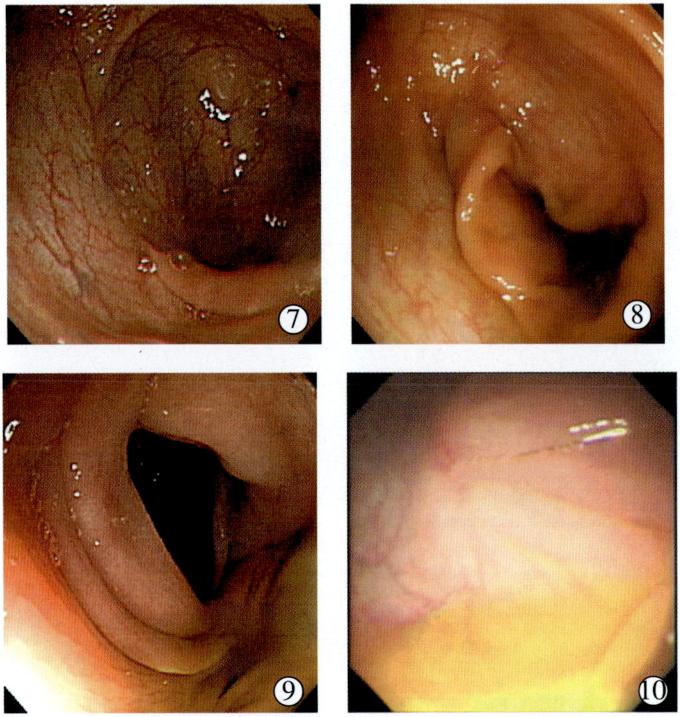

图 7 ～ 9　结肠镜：治疗后肝曲、直肠、乙状结肠溃疡消失

图 10　结肠镜：治疗后结肠脾曲球形肿瘤消失，黏膜正常

诊断

缺血性肠炎，假瘤样改变

（此病例由北京军区总医院消化内科提供）

病例讨论

缺血性结肠炎是因结肠供血障碍引起的病变，好发于50岁以上的老年人，突然发作腹部绞痛、便血和腹泻，伴有左侧腹压痛，少数可呈慢性反复发作。

结肠镜下可见病变与正常肠段之间有明显的界限，病变以左侧结肠为最多见，右侧结肠少见，直肠罕见。

病程分为三期：①急性期：指发病72小时内肠镜下表现为黏膜充血、水肿、血管网消失，严重水肿者皱襞增厚如肿块，称假瘤征。黏膜散在小出血点，质脆，接触易出血。常可见红斑浅糜烂、淤斑及不规则溃疡。②亚急性期：发病72小时至7天，镜下表现为溃疡形成，溃疡可呈纵行或匍行，一般较浅，溃疡表面多覆盖有污秽灰黄色渗出物。③慢性期：发病后2周至3个月，结肠镜下见病变区黏膜呈慢性爆炸性改变，血管网消失，黏膜呈颗粒状，少数可见瘢痕及肠腔狭窄。本例为急性期。

本组两例均为老年，但缺血性肠炎表现不一，一例有2型糖尿病、长期吸烟史，2年前患门静脉肠系膜上静脉血栓，此次血管造影肠系膜下静脉未显影，支持缺血性肠炎诊断。另一例结肠镜显示肠腔内假瘤样改变伴黏膜充血、糜烂，抑酸、中药活血治疗后2周症状消失，结肠镜复查肿瘤也消失，临床诊断为缺血性肠炎。

（陆星华）

病例 8　胃黏膜粗大

病例 1　男性，69岁，因腹胀、纳差2个月就诊。腹胀无诱因，肛门排气后可缓解，与进食无关。食欲差，偶有反酸，无烧心，无恶心、呕吐，无黑便。无黄疸，大便正常，双下肢水肿，2个月体重减轻5公斤。既往史：高血压病10余年，无烟、酒嗜好。

查体：生命体征平稳，全身浅表淋巴结未及，巩膜无黄染，结膜无苍白，心、肺未见阳性体征。腹平软，无压痛，未及肿块，肝、脾肋下未及，移动性浊音阴性，双下肢可呈凹陷性水肿。

实验室检查：血常规：WBC、RBC、PLT均正常，嗜酸性粒细胞比例偏高（7.0%，正常值 0.5% ~ 5%）；尿常规与便常规正常；生化：总蛋白低（27.3g/L，正常值 60.0 ~ 80.0g/L），白蛋白低（24.2g/L，35.0 ~ 55.0g/L），发病之前血白蛋白 44.7g/L；肝、肾功能正常；血沉正常；CEA 正常。

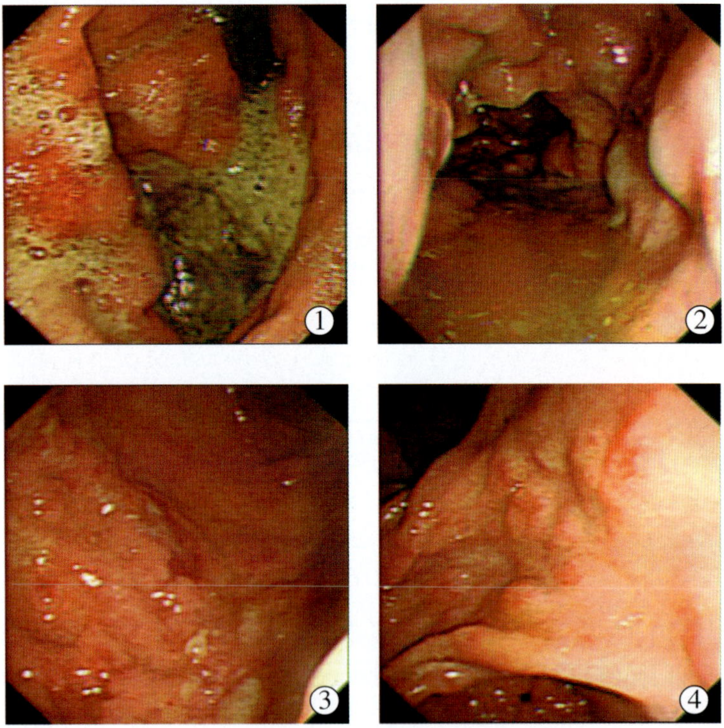

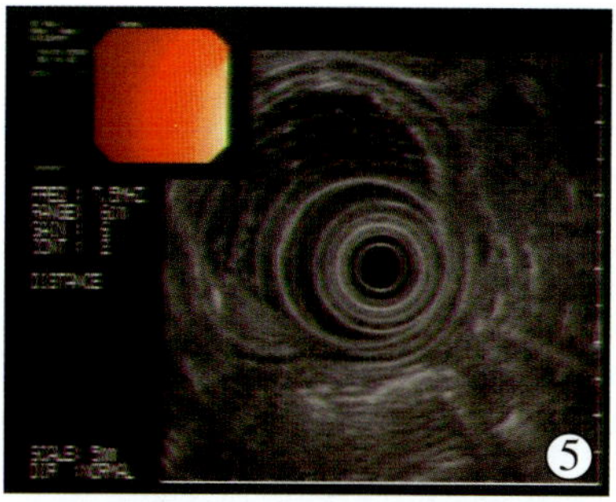

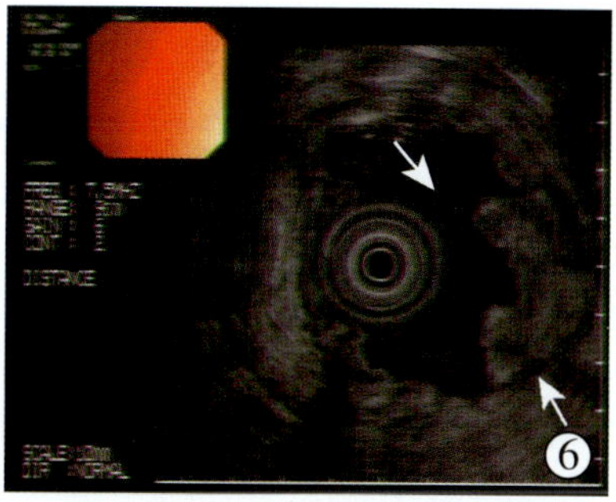

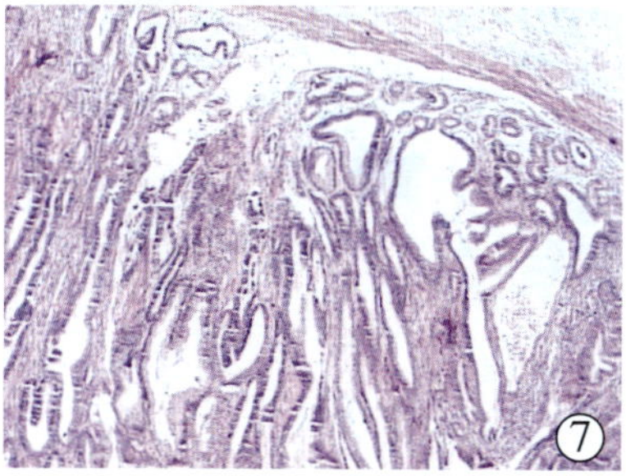

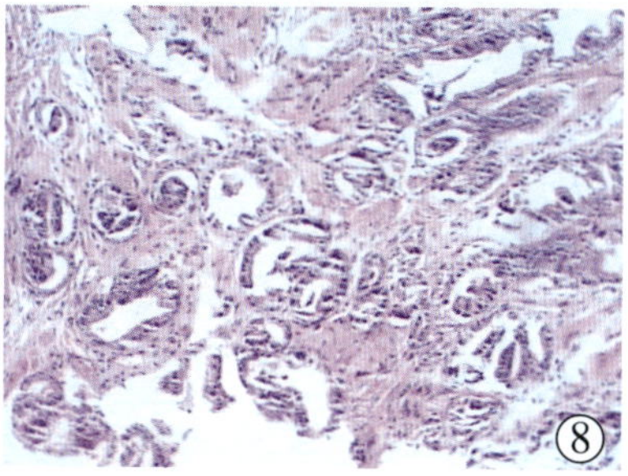

图1　胃镜：胃底黏膜粗大，表面糜烂，未见溃疡，质地软、脆，黏液池中有大量黄浊液体

图2　胃镜：胃体四壁黏膜粗大、隆起，表面糜烂，质地脆、软，弹性差，触之易出血

图3　胃镜：胃窦黏膜不光滑，散在半圆形隆起，充血、糜烂，质地软，蠕动尚存

图4　胃镜：胃角增宽，胃角及胃窦黏膜多发半圆形隆起，隆起顶部糜烂，蠕动尚可

图5　胃窦内镜超声：胃壁 5 层结构存在，部分区域黏膜层增厚

图6　胃体内镜超声：胃壁增厚，以黏膜层增厚，尤以第2层为主，胃壁 5 层结构尚存在

图7　胃黏膜大活检（大弯处隆起黏膜）病理：胃小凹延长、增生、扭曲，黏液腺分泌亢进，局部腺体增生，少数囊变，间质充血、水肿，局部血管呈瘤样增生，散在间质淋巴细胞、浆细胞及多量的嗜酸性粒细胞浸润

图8　胃小凹延长、增生、扭曲，黏液腺分泌亢进，局部腺体增生，少数囊变，间质充血、水肿，局部血管增生，散在间质淋巴细胞、浆细胞及多量的嗜酸性粒细胞浸润

根除Hp（克拉霉素、替硝唑、奥美拉唑2周）后继续予奥美拉唑抑酸治疗2个月，同时间断输白蛋白，病人腹胀、纳差缓解，下肢水肿消退，血浆白蛋白升至30.0g/L以上，1年后复查胃镜示胃底、体黏膜糜烂明显减轻，已无明显粗大、肥厚，Hp-UT（−），病理Hp（−），血浆白蛋白正常。

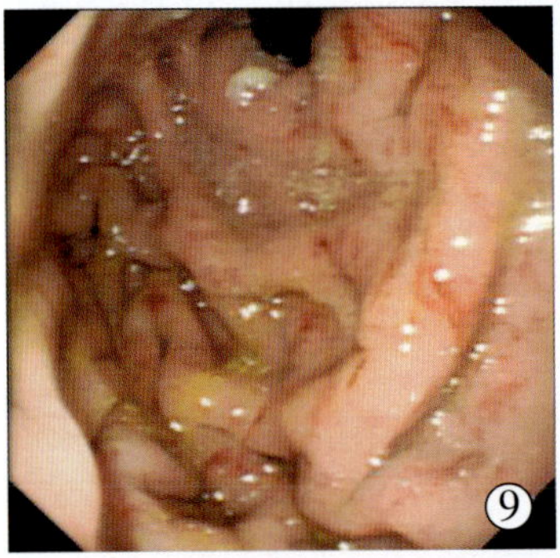

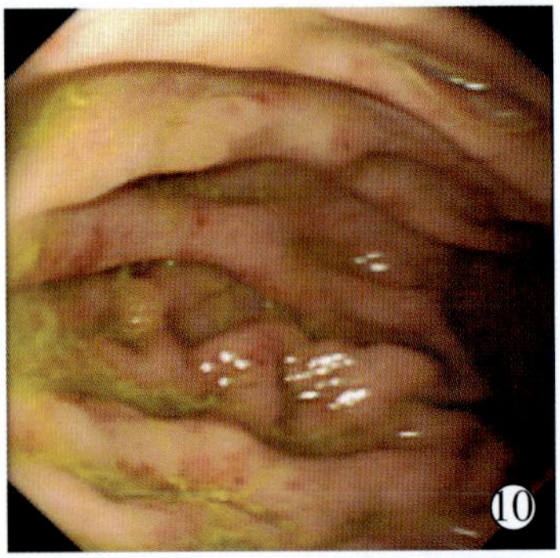

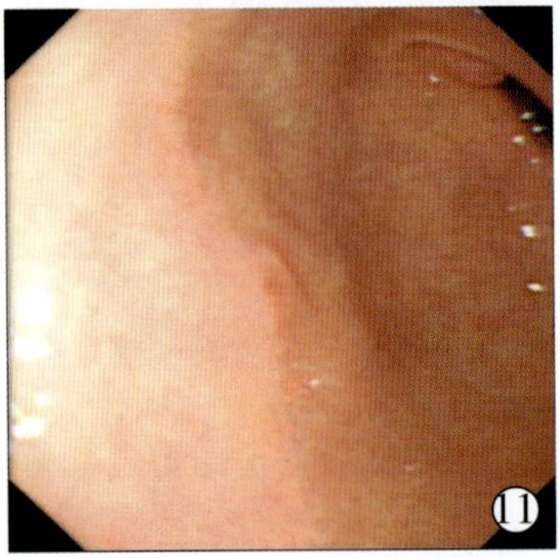

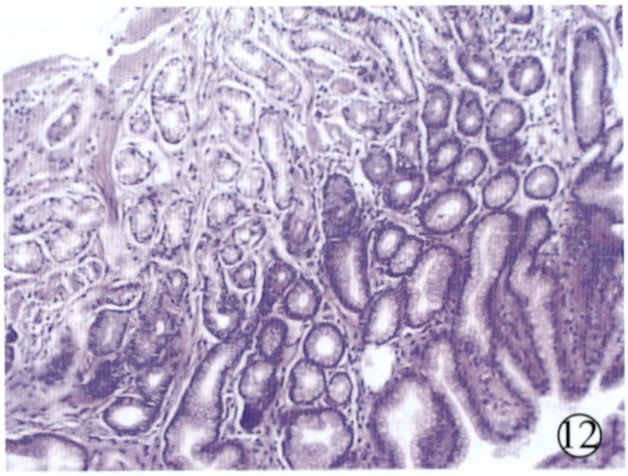

图9～10　一年后复查胃镜：胃底黏膜无明显肥厚，片状充血、糜烂

图11　胃镜：胃窦体、底黏膜粗糙，轻度充血，偶见疣状隆起，顶部糜烂，蠕动尚可

图12　病理：腺体无增生，少量炎性细胞浸润，部分区域有糜烂，可见组织修复过程中的上皮延伸

诊断

Menetrier 病

（此病例由北京积水潭医院消化内科提供）

病例2　男性，29岁，因上腹胀8个月就诊，查血ALB：2.3g/dl，胸、腹 CT 正常。

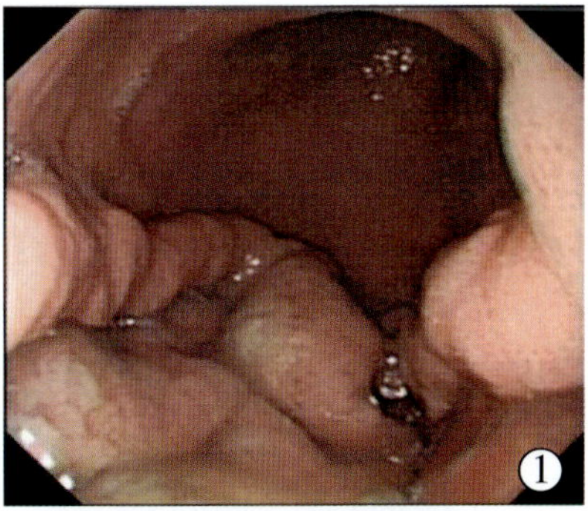

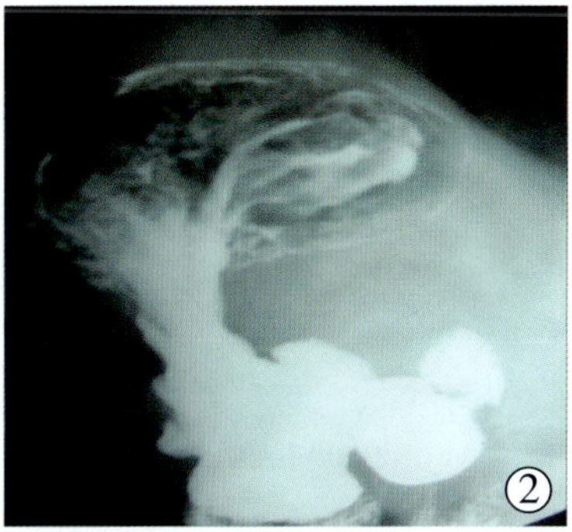

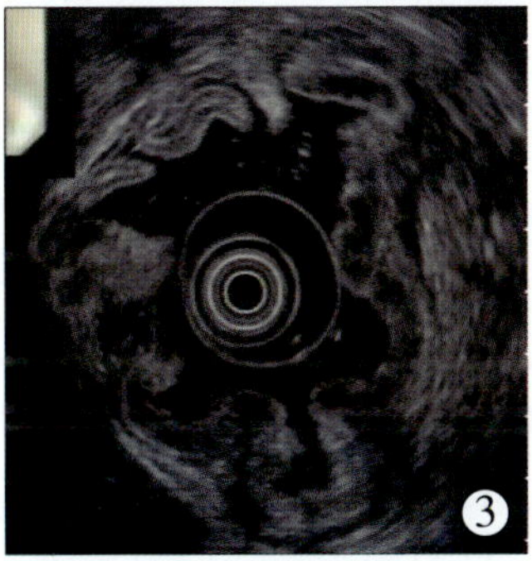

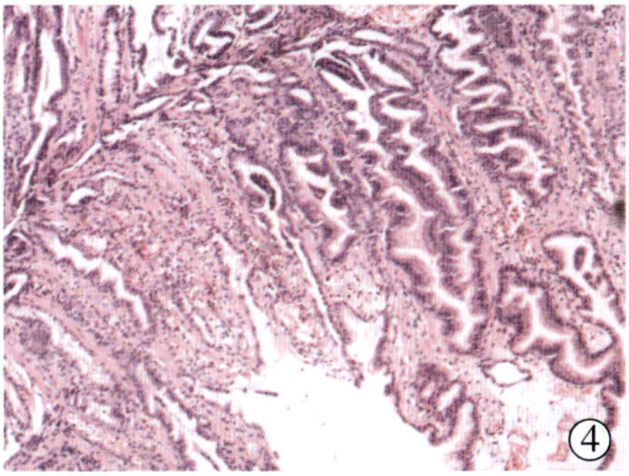

图 1　胃镜：胃体大弯及后壁胃黏膜粗大，呈脑回状，黏膜表面糜烂

图 2　上消化道造影：胃黏膜粗大呈结节样，胃体、胃窦部胃腔扩张不满意

图 3　内镜超声：胃壁黏膜增厚，主要为黏膜层和黏膜下层

图 4　病理：胃黏膜显慢性炎，部分腺体增生

诊断

Menetrier 病

（此病例由北京协和医院消化内科提供）

病例讨论

Menetrier病是由于胃黏膜的过度增生而使胃壁广泛增厚，可发生于任何年龄，男性多于女性，临床上可有上腹痛、食欲减低、恶心、体重减轻、乏力、水肿等症状。可能由于胃黏膜屏障受到破坏，胃黏膜丢失蛋白质，检查多发现血浆白蛋白降低。胃镜检查可见胃内巨大黏膜皱襞，以胃底体大弯侧为中心黏膜皱襞增生肥厚，呈脑沟回状，表面不规则，呈结节样或息肉样，有糜烂或渗出，胃黏膜肿胀、质地软，弹性差。黏膜活检可见腺窝明显延长、扭曲，整个黏膜中黏液细胞约占1/3，固有层及黏膜肌层内淋巴细胞浸润，嗜酸性粒细胞浸润非常突出。

Menetrier病为少见病，人们对它认识不够，诊断较困难。该病主要应与淋巴瘤、胃癌、胃多发息肉、嗜酸性胃肠炎鉴别。

胃恶性淋巴瘤：最多见的是弥漫浸润型，亦可为局部浸润，黏膜皱襞隆起，结节状、溃疡或糜烂，或增厚褶曲，呈脑回样外观。EUS显示胃壁黏膜肌层和黏膜下层呈低回声并明显增厚，单从影像上有时难以与Borrman Ⅳ型区分，需病理检查确定。

Borrman Ⅳ型：癌细胞主要在胃壁内弥漫性、浸润性生长，使胃壁增厚变硬，不向腔内突起形成肿块或溃疡。EUS胃壁广泛增厚，层次结构（主要是黏膜下层和固有肌层）破坏，诊断价值较大。

嗜酸性胃肠炎：胃镜局限型胃窦部最多见，坚实或橡皮样、平滑、无蒂的息肉状肿块，突入腔内可致幽门梗阻。弥漫型为黏膜水肿、充血、增厚，偶见浅表溃疡和糜烂。

胃多发息肉：圆形或椭圆形隆起，良性息肉常小于2，形状规整，表面光滑，色泽暗红，多数带蒂。Cronkhite-Canada 综合征——消化道多发息肉伴秃发、指（趾）甲萎缩、皮肤色素沉着。

EUS 可观察胃黏膜的 5 层结构，在 Menetrier 病时以黏膜增厚为主，5 层结构尚完整，有助于 Menetrier 病与浸润性胃癌和恶性淋巴瘤等的鉴别，但最终的鉴别须依靠病理结果。该病人的最初胃镜诊断不除外恶性病变，常规活检的病理诊断因胃黏膜深度未达到黏膜肌层及黏膜下层，不能确定该病及除外其他疾病，黏膜大活检的病理常能确定 Menetrier 病的诊断。

Menetrier 病的病因不明，有人认为属癌前状态。该病人经抑酸及根除Hp等治疗，消化道症状消失，水肿消退，血浆蛋白恢复正常，Hp 转阴，复查胃镜示胃黏膜肥厚，糜烂明显好转，与其他文献报道一致，提示 Hp 感染可能是 Menetrier 病的病因之一。

（吴改玲　蓝宇）

病例 9　假性胰腺囊肿的治疗策略

男性，34 岁，急性胰腺炎治疗后 6 个月，上腹胀痛。

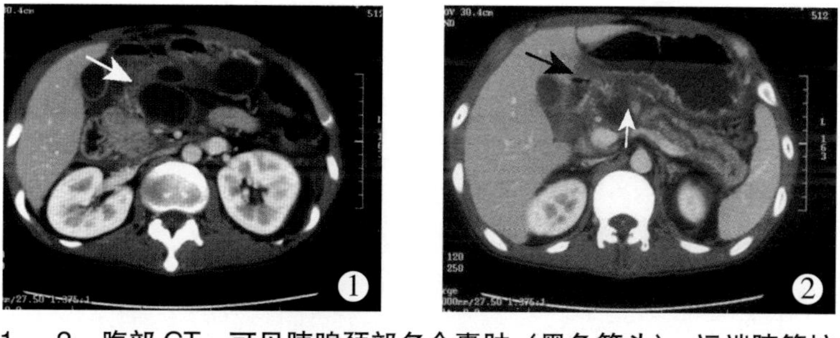

图 1 ~ 2　腹部 CT：可见胰腺颈部多个囊肿（黑色箭头），远端胰管扩张（白色箭头）。

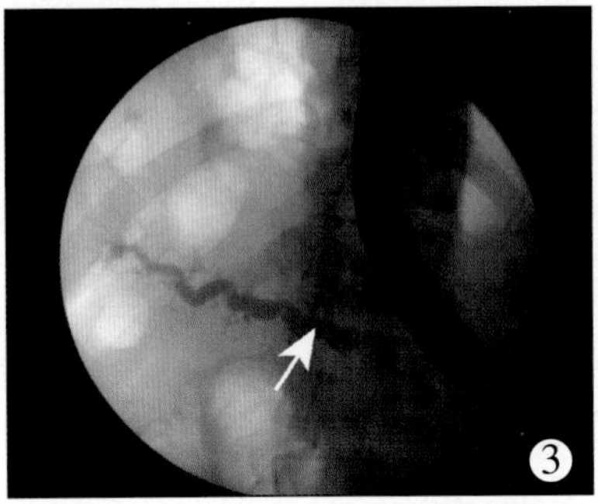

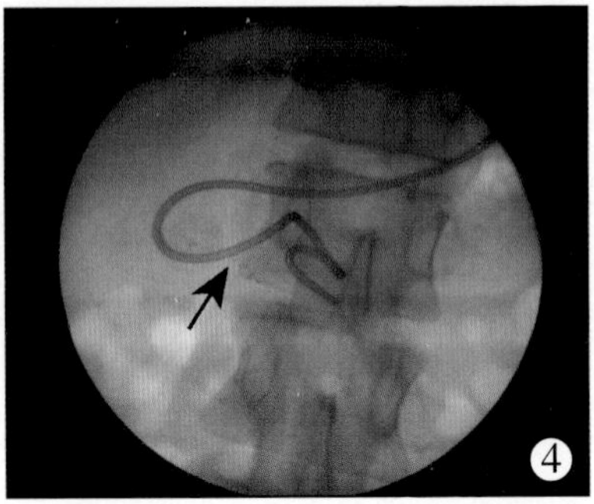

图 3 ~ 4　ERCP：胰体尾部胰管扩张（白色箭头），经乳头放置鼻胰管引流（黑色箭头）

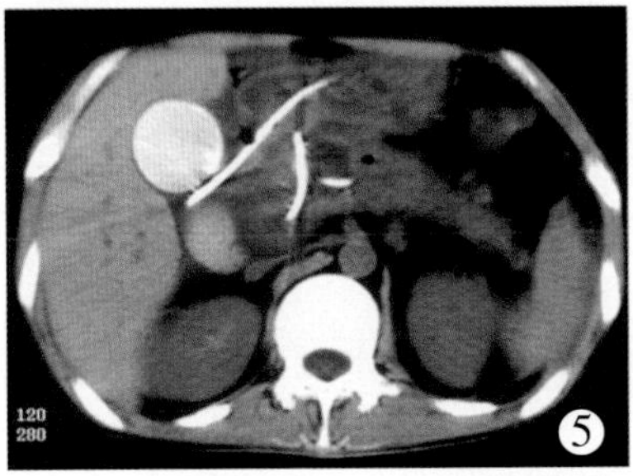

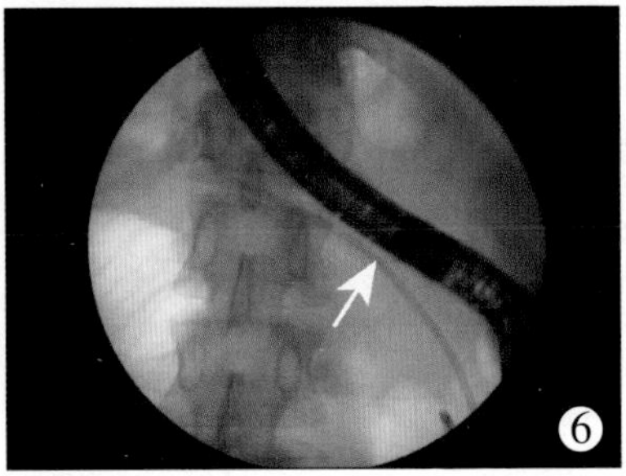

图 5　两周后复查 CT：胰腺囊肿明显缩小

图 6　ERCP：鼻胰管更换为胰管内支架

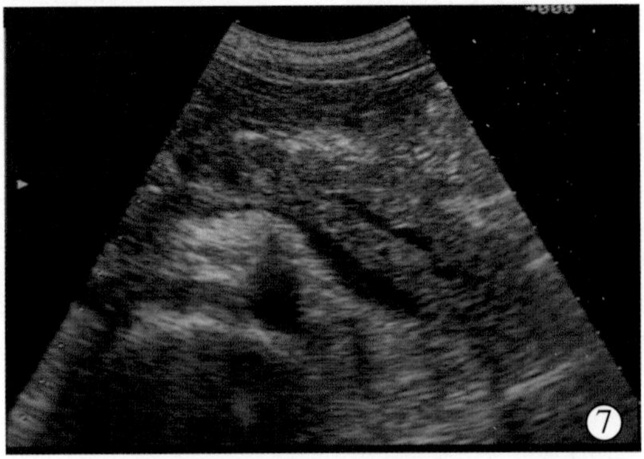

图 7　5 个月后内镜下超声：囊肿消失，拔除胰管支架

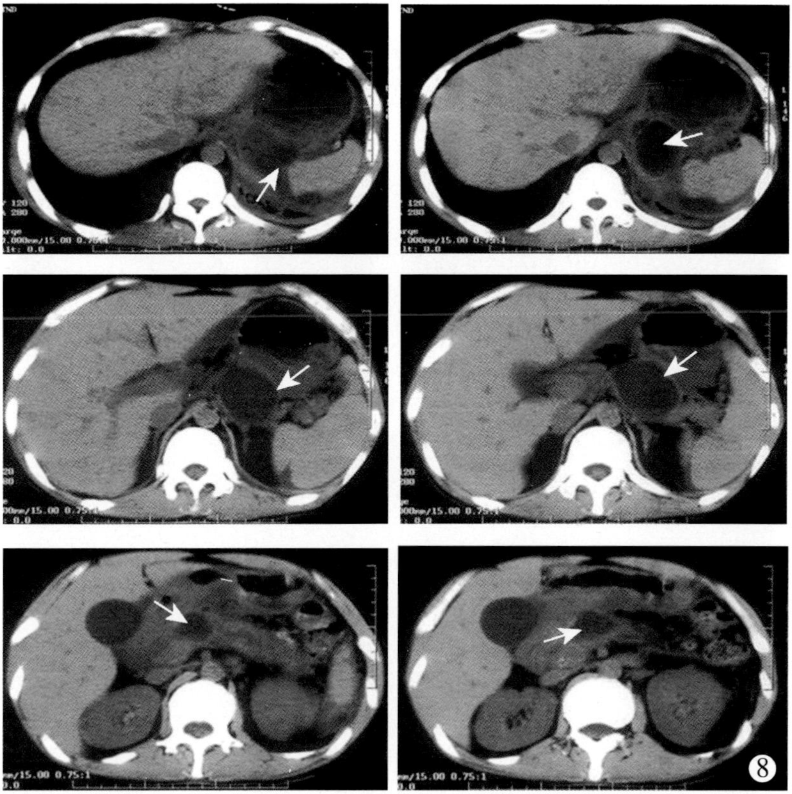

图8　一周后患者再次腹痛，伴发热，腹部CT：胰腺囊肿复发（箭头所示为胰腺囊肿）

患者接受了超声内镜引导下经胃壁胰腺囊肿引流术（图9～11）。

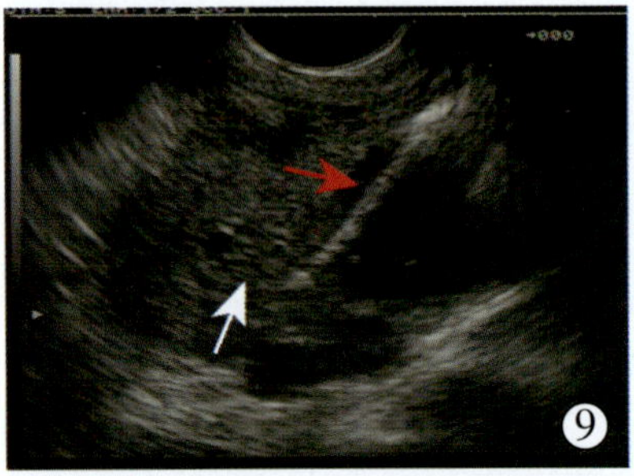

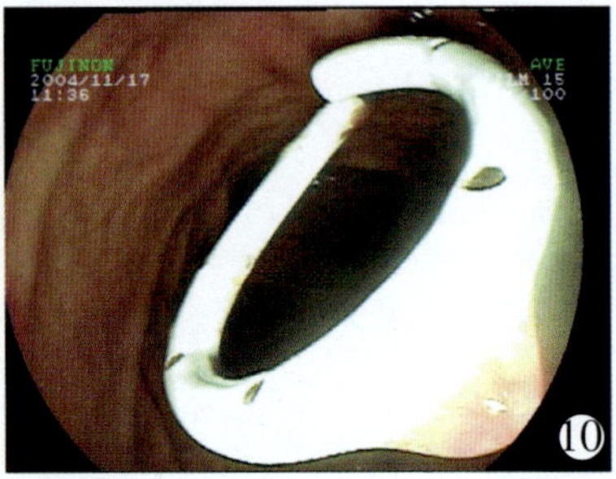

图9　内镜超声：内镜下超声引导下穿刺入胰腺囊肿腔，红色箭头所指为穿刺针，白色箭头所示为胰腺囊肿

图10　经胃壁胰腺囊肿穿刺支架置入术后，可见胃腔内白色猪尾形塑料内支架末段

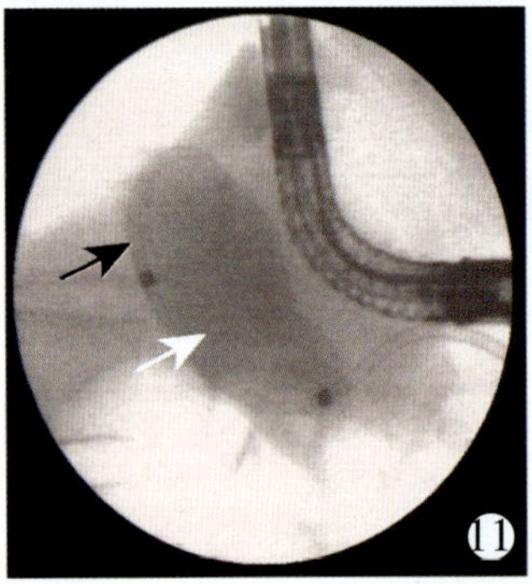

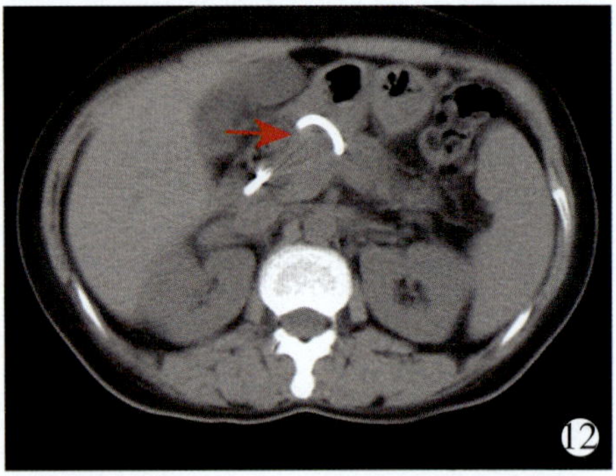

图 11　X 线下观察，见支架经胃壁置入囊肿内，黑色箭头所示为支架，白色箭头所示为胰腺囊肿

图 12　7 个月后随诊，腹部 CT：囊肿无复发，箭头所示为囊肿内支架

诊断

胰腺假性囊肿

（此病例由中国人民解放军总医院消化内科提供）

病例讨论

本例为急性胰腺炎后的假性胰腺囊肿，该囊肿与胰管相通，先后采用两种引流方法。开始应用鼻胰管外引流法，近期效果好，但拔除鼻胰管后又现上腹痛，胰腺囊肿复发，因而采用在内镜超声下经胃壁穿刺置内支架，经 7 个月随诊，胰腺囊肿无复发。提示内引流法既可保留内引流管时间较长，也符合生理要求。

（陆星华）

病例 10　直肠巨大良性侧向发育肿瘤

男性，69岁，因便血在当地医院进行结肠镜检查，发现直肠肿瘤，为进一步治疗住院。腹部 B 超检查：肝、胆、胰、脾未见异常，腹膜后未见肿大淋巴结。胸片：未见异常，血常规、尿常规未见异常，血清 CEA 检查正常。

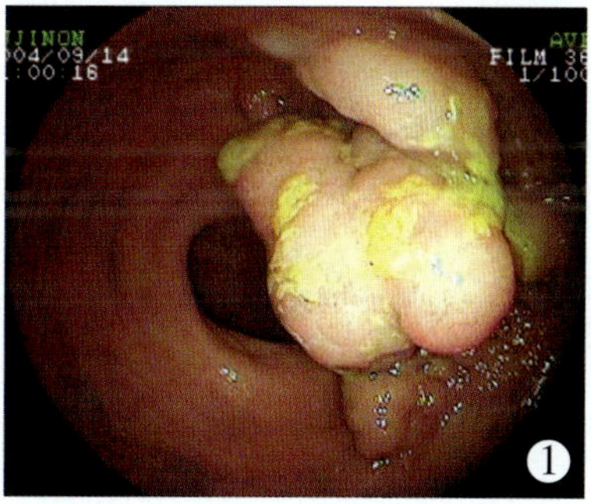

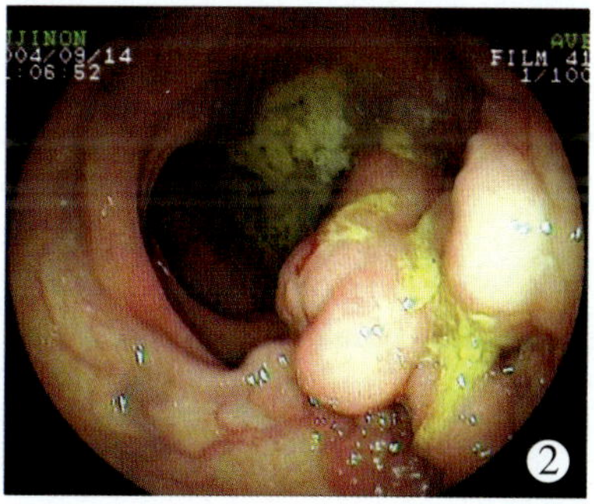

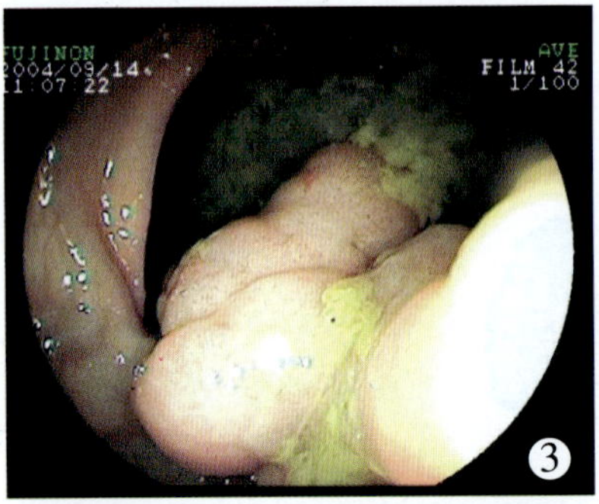

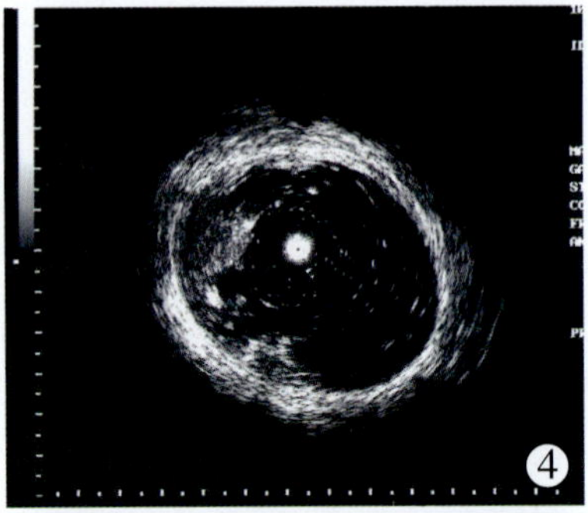

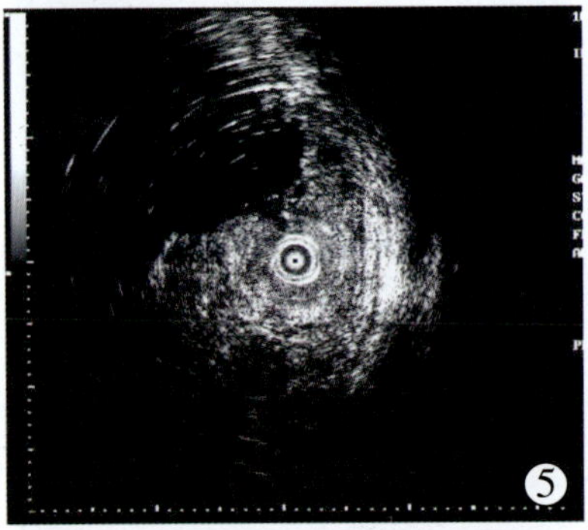

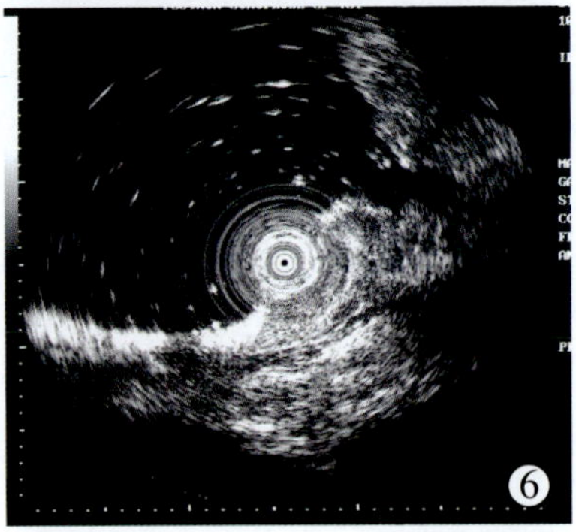

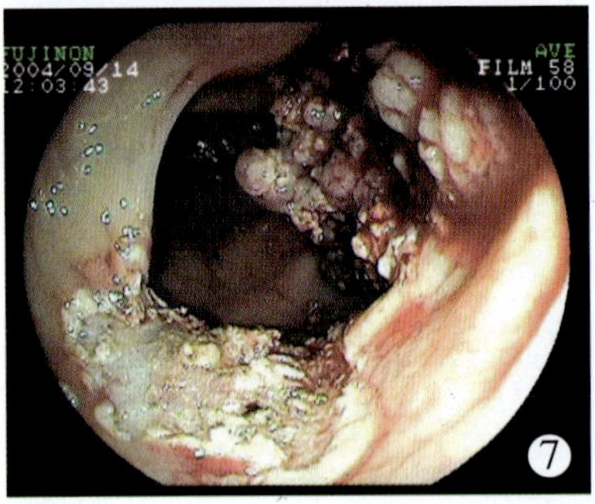

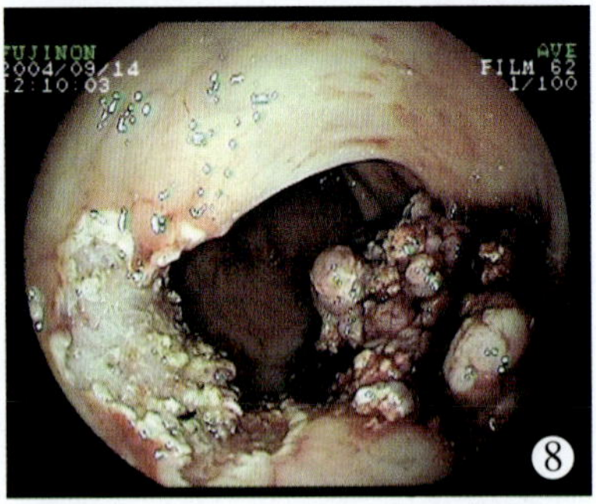

图1～3　结肠镜：分叶状外观肿物，占据1/2直肠腔，大小约4.0cm×4.0cm左右

图4～6　内镜超声：病变呈低回声，位于黏膜层，固有肌层完整

图7～8　结肠镜：内镜下分片切除过程

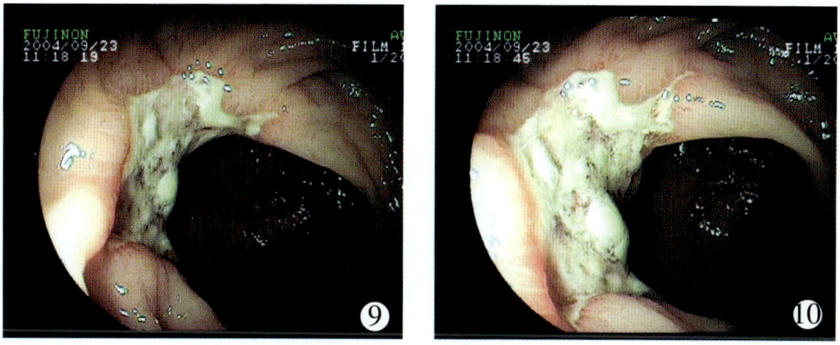

图 9 ～ 10　**结肠镜：切除后一周局部溃疡形成**

术后病理：肠黏膜绒毛管状腺瘤，部分上皮轻至中度不典型增生。

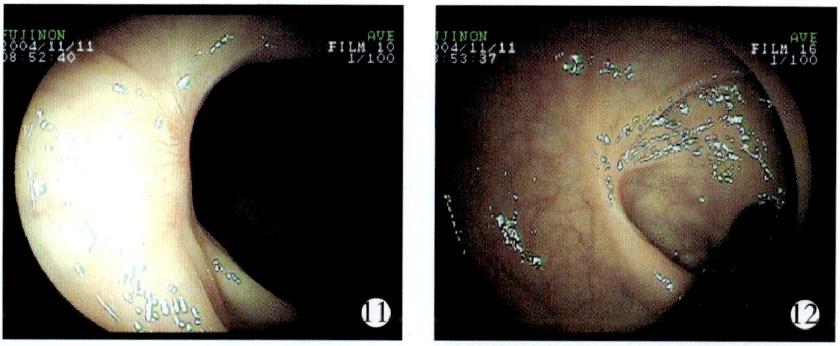

图 11 ～ 12　**结肠镜：术后 2 个月，局部瘢痕形成，未见残留病灶**

诊断

直肠巨大良性侧向发育肿瘤

（此病例由中国人民解放军总医院消化内科提供）

病例讨论

本例为直肠巨大肿瘤，经内镜超声显示病变位于黏膜层，部分病变浸入黏膜下层，可进行内镜下肿瘤切除（一般肿瘤浸及内膜下层不做内镜下切除，因为可能发生肿瘤切除不彻底或发生穿孔的可能）。内镜下肿瘤切除有 2 种方法：① EMR 切除术，正如作者采用多次片状EMR切除术，该方法有可能对病变切除不彻底而残留。② ESD 术（内镜下黏膜剥脱术），适用于消化道早期肿瘤，该方法已在中国大城市三甲医院陆续开展（包括 301 医院、上海复旦大学中山医院、上海二军医大长海医院、北京协和医院等），疗效较好，并发症少，在有条件的医院中可试行ESD术，但需严格掌握其适应证。

（陆星华）

病例 11　先天性胆管囊性扩张症

女性，48 岁，反复上腹痛 20 年，加重 2 年入院。上腹痛向双侧肩背部放射，以右侧为重。不伴发热、寒战。曾因伴有胸闷、心慌以心脏病治疗，效果不好。查体：T 36℃，P 78 次 / 分。皮肤、巩膜无黄染。右上腹轻压痛。B 超诊断胆囊结石，胆总管扩张。

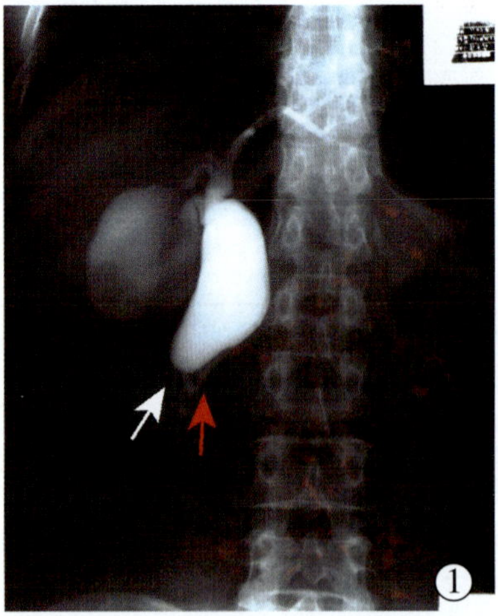

图 1　ERCP：先天性胆总管扩张Ⅰ型，胆总管囊性扩张，胰管胆管合流异常，胆管开口于胰管（如白色箭头）

诊断

先天性胆管囊性扩张症

（此病例由中日友好医院消化内科提供）

病例讨论

先天性胆管囊性扩张症在女性多见，文献报道检出率 1.6%。多数在儿童时期即出现症状，60%在10岁以内发病，30岁以内发病者占 90%。本病与胆总管末端狭窄及同时存在胆总管壁先天发育不良有关。随着内镜逆行胰胆管造影技术的提高及MRCP的出现，检查时发现先天性胆管囊性扩张症多与胰胆管合流异常同时存在。

胰胆管合流方式异常与胆管扩张程度间有一定关系。胆管向胰管合流时共通管似主胰管的延长，此型胆总管多为囊性扩张。胰管向胆管合流时共通管也多轻度扩张，为纺锤状。

先天性胆管囊性扩张症分型方法很多，以Alonso-Lej分型最经典。户古在Alonso-Lej分型基础上加入了合并胰胆管合流异常的分型，具体将先天性胆管囊性扩张分为 5 个型。Ⅰ型又可分 3 个亚型，共同特点为仅有肝外胆管的扩张，Ⅰa和Ⅰc型为扩张的胆总管下端有一狭窄并近似直角地合流于主胰管，同时伴胰胆管合流异常。另外，Ⅰa肝总管也有扩张，Ⅰb为胰胆管锐角合流。

Ⅱ型胆总管憩室状扩张，Ⅲ型胆总管十二指肠壁内部扩张。两型均不合并胰胆管合流异常，Ⅳ型 A 亚型肝内外均有扩张，同时有胰胆管合流异常；B亚型局限肝外胆管有两个及多个部位扩张。Ⅴ型局限肝内胆管的扩张型。以上分型以Ⅰ型多见。

本病临床表现无特异，有典型腹痛、腹块及黄疸三联征者占 20% ~ 30%。

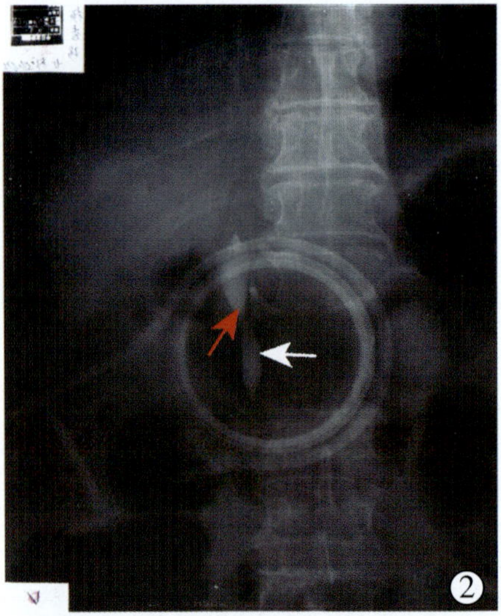

图2　ERCP：先天性胆总管扩张Ⅰ型合并胆管中段癌，胆总管梭状扩张，胆总管中段狭窄（胆管癌部位，黑色箭头），胰管汇入胆管，胰胆共管过长（白色箭头）

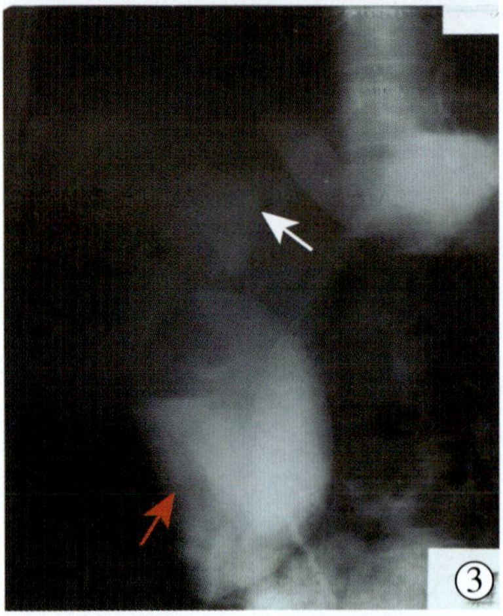

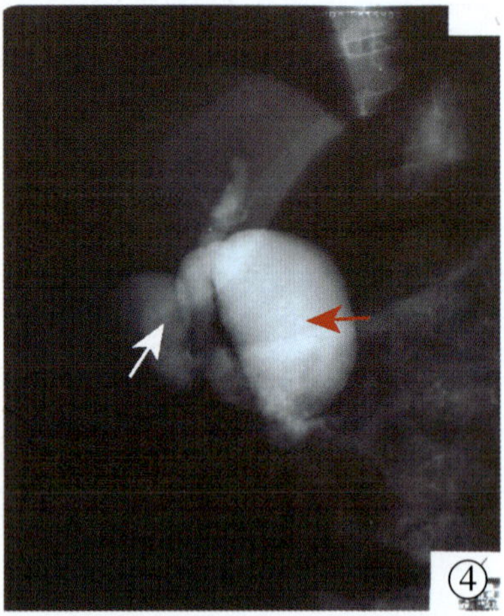

图 3　ERCP：先天性胆总管扩张Ⅳ型，胆总管显著扩张（红色箭头），左肝管扩张（白色箭头）

图4　ERCP：先天性胆总管扩张Ⅳ型，肝外胆管显著扩张呈囊状（红色箭头），右肝管扩张（白色箭头）

本病临床表现无特异，有典型的腹痛、腹块及黄疸三联症者占 20%~30%。先天性胆管囊性扩张症及胰胆管合流异常的诊断：ERCP及经皮经肝胆道造影对发现肝内外胆管扩张有确诊价值。B超可初步明确胆管有无扩张，但胆管高度扩张时 B 超对其整体形态不易确定，易漏诊。近来有应用磁共振成像技术（MRCP）诊断先天性胆管囊性扩张合并胰胆管合流异常，因此方法无创，更适合可疑病例的筛选。

先天性胆管囊性扩张症多合并胰胆管合流异常及因逆流的胰液、胆汁作用易引起的其他胆、胰疾病。

治疗以手术为主，多主张行胆总管囊肿切除，同时行胆总管与空肠 Ruux-en-Y 型吻合术。单纯囊肿切除预后不良。

（张克俭　赵洪川）

病例 12　食管 Kaposi 肉瘤

男性，30 岁，2 个月前因受凉后出现高热，伴咳嗽、咳痰，发热前无畏寒和寒战。咳痰为白色，不黏稠。时感咽部不适和吞咽疼痛。

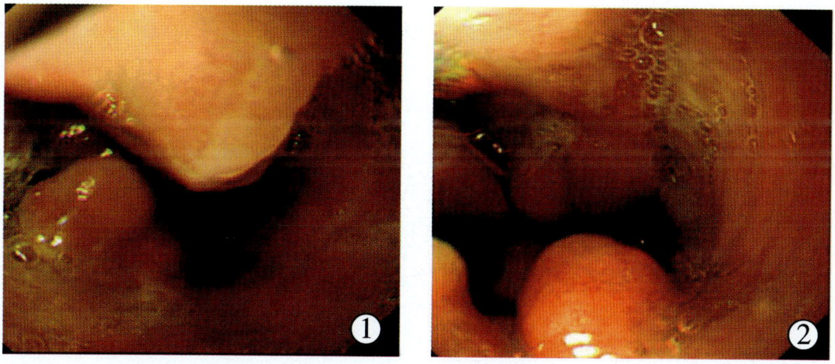

图1～2　胃镜：食管多发增生肿物，基底部较宽，黏膜表面充血、糜烂

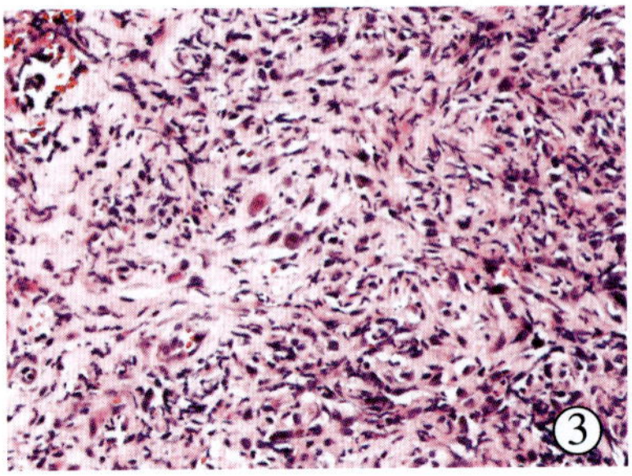

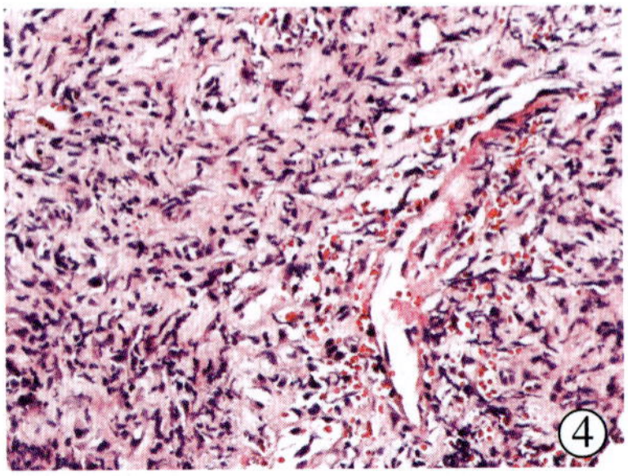

图3　病理：肿瘤组织以大量的梭形细胞增生为主，其中可见幼稚的圆形细胞（HE × 20）

图4　病理：肿瘤局部区域可见梭形细胞与血管瘤样病变混杂生长（HE × 20）

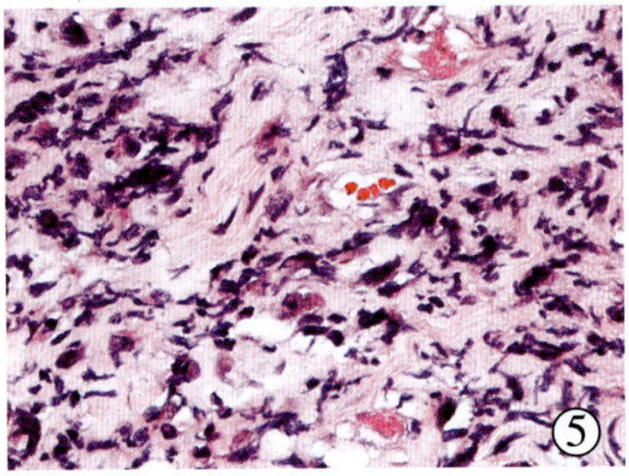

图 5　病理：偶见梭形细胞中有裂隙样结构，内含红细胞（HE × 40）

诊断

经完善各项检查确诊：艾滋病、艾滋病期，食管Kaposi肉瘤，肺部感染，肺孢子虫感染，细菌性肺炎

（此病例首都医科大学附属北京佑安医院消化科提供）

病例讨论

Kaposi 肉瘤常并发于艾滋病患者，是一种较少见的以梭形细胞增生和血管瘤样结构为特征的恶性肿瘤。最多见皮肤损害，也可累及内脏器官如淋巴结、消化道和肺等。Kaposi 肉瘤可能是艾滋病患者的首发症状，其病变迅速扩散，可侵犯全身多种脏器，引起胸腔积液、咯血及上消化道出血等，是艾滋病最常见的并发症和致死原因。

（金　瑞）